LO QUE OTROS ESTÁN DICIENDO...

En mis más de veinte años en la práctica dental, he visto conexiones directas entre la historia personal de un individuo y su condición de salud. A menos que alguien sea inusualmente fuerte en lo espiritual, mientras más traumas reciba en la vida, más "enfermizos" se vuelven. Henry Wright no es un simple "sanador", sino un hombre de fe que usa el método científico moderno para conducir investigaciones y documentar las verdaderas causas espirituales de enfermedades específicas.

Una vez que las raíces espirituales son tratadas, el cuerpo sanará por sí solo.

—*Robert G. Wiese,* DDS, Odontología Cosmética & Laser
Garland, TX

Henry Wright presenta una idea particular y bíblica acerca del ministerio de sanidad, junto con notas bibliográficas que señalan las raíces espirituales y las causas de la enfermedad. Todo pastor, evangelista, maestro y laico cristiano debe leer este manual como seguimiento a su ministerio de sanidad. Los principios del libro *Un camino más excelente* trajeron claridad y entendimiento durante mis momentos de tragedia personal.

—*Jimmie McDonald,* autor del libro *La Kathryn Kuhlman que yo conocí,*
Anciano Ordenado en la Iglesia Episcopal Metodista Africana

Es un privilegio agregar mi recomendación de este libro que cambia la vida. He sido un médico practicante por más de veinte años, y cuando escuché de *Un camino más excelente* tuve un escepticismo y reservas significativos. No solo he visto vidas transformadas y sanidades físicas, también he experimentado una transformación personal en mi vida y en mi familia. Siento como si finalmente tuviera la respuesta a tantas necesidades de mis pacientes.

Mi oración, para cualquiera que lea este libro por primera vez, es que usted le permita a la Palabra de Dios tocarle con el poder transformador que siempre ha tenido.

—*Robert Wayne Inzer,* MD, FACOG

Encuentro que este libro es muy informativo, tanto en el mundo espiritual como en el natural. Usted se sorprenderá de ver cómo nuestro espíritu de hombre y nuestra condición espiritual afectan nuestro bienestar físico. Este es un gran libro, y ciertamente lo recomiendo a cualquiera que sufra de alguna enfermedad o que simplemente quiera mantener su cuerpo sano. Lleno de "por qué"; lleno de "cómo corregir"; lleno de ánimo para las almas lastimadas. ¡Realmente abre los ojos!

—*Shirley Johnson,* Crítica Principal, Midwest Book Review

Este libro es uno de los más importantes que usted leerá. Definitivamente vale la pena, y puede que no quiera dejar de leerlo una vez que empiece. Prepárese para que su pensamiento sea transformado con respecto a las enfermedades.

—Amazon.com review

En el reporte mensual de los 100 LIBROS MÁS VENDIDOS, *Un camino más excelent* se ha mantenido como #3 entre los 100 Mejores Libros Cristianos, y #1 en la categoría Salud y Bienestar.

—*Christian Retailing,* una publicación de Strang

Es un gran honor escribir una recomendación de este libro de Henry Wright. Hemos trabajado en organizaciones alemanas del cuidado de la salud por más de veinte años. Esta es la clave para el Reino, es esto lo que buscábamos por muchos años. El reconocimiento del mundo espiritual y el trabajar con los principios de espíritu, alma y cuerpo nos brinda grandes oportunidades para desarrollar un nuevo modelo de tratamiento. ¡Estamos muy emocionados con esto!

—Frans Izeboud, CEO
—Johan Witmer, Director
Fundación para el Cuidado Evangélico

UN CAMINO MÁS EXCELENTE

UN CAMINO MÁS EXCELENTE

SENDEROS DE LA SALUD INTEGRAL, RAÍCES ESPIRITUALES DE LA ENFERMEDAD

HENRY W. WRIGHT

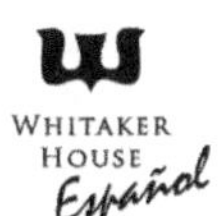

Un camino más excelente
Versión abreviada
Publicado originalmente en inglés bajo el título *A More Excellent Way*

Edición: Henry Tejada Portales
Traducción al español: Sara Raquel Ramos

ISBN: 979-8-88769-288-3
eBook ISBN: 978-1-60374-474-4
Impreso en Estados Unidos de América

Nota: Este libro no tiene la intención de proporcionar asesoramiento médico ni de reemplazar el consejo y tratamiento médico de su doctor personal. Ni el editor, ni el autor, ni el ministerio del autor asumen ninguna responsabilidad por las posibles consecuencias de cualquier acción tomada por cualquier persona que lea o siga la información en este libro. Si los lectores están tomando medicamentos recetados, deben consultar con sus médicos y no dejar de tomar los medicamentos prescritos sin la supervisión adecuada de un médico. Siempre consulte a su médico u otro profesional de la salud calificado antes de emprender cualquier cambio en su régimen físico, ya sea ayuno, dieta, medicamentos o ejercicio.

Whitaker House
1030 Hunt Valley Circle
New Kensington, PA 15068
www.espanolwh.com

Por favor, envíe sugerencias sobre este libro a: comentarios@whitakerhouse.com.

1 2 3 4 5 6 7 8 9 10 11 WJ 31 30 29 28 27 26 25 24

Registro de Patrimonio de

Who's Who

2004–2009

El Registro de Patrimonio de *Who's Who*
le da la Bienvenida y es realzado al añadir a

Henry W. Wright

Nueva York, julio de 2004:
Los directores del Registro de Patrimonio de *Who's Who*
tienen grato placer en anunciar la inclusión de

Henry W. Wright, Be in Health, Inc.

En las ediciones 2004–2009.

Los logros alcanzados por Henry Wright en el campo de la religión y la salud, sanidad y prevención de la enfermedad garantizan su inclusión al Registro de Patrimonio de *Who's Who*.

El Registro de Patrimonio de Quién es Quién, una publicación biográfica localizada en Nueva York, selecciona y distingue a individuos a lo largo de América del Norte, quienes han logrado un reconocido grado de éxito en su campo de esfuerzo y por consiguiente contribuyen al crecimiento de su industria.

EXENCIÓN DE RESPONSABILIDAD

Be in Health, Inc. (Manténgase Saludable) no busca entrar en conflicto con las prácticas médicas o psiquiátricas, tampoco busca entrar en conflicto con ninguna iglesia y su doctrina, creencia o práctica religiosa. No somos parte de la medicina o la psicología; trabajamos para hacerlos más eficaces en vez de ir en contra de ellos. Creemos que muchos problemas humanos son fundamentalmente espirituales, con asociaciones fisiológicas y manifestaciones psicológicas.

Esta información solo tiene como fin ser de conocimiento general. La información es presentada únicamente para dar ideas acerca de una enfermedad, sus problemas y sus posibles soluciones en el área de erradicación o prevención de la enfermedad. Este no es un sustituto a una consulta médica o a un tratamiento para una condición o desorden médico específico. No diagnosticamos o tratamos la enfermedad. Usted debe buscar el cuidado médico apropiado para cualquier asunto específico de su salud. Las modalidades de tratamiento alrededor de sus asuntos de salud específicos son entre usted y su doctor.

No somos responsables por la enfermedad de ninguna persona, tampoco somos responsables por su sanidad. Todo lo que podemos hacer es compartir lo que hemos hallado acerca de un problema.

No somos profesionales de la salud; no somos sanadores. Ministramos con las Escrituras y lo que ellas dicen sobre el asunto, junto con lo que las comunidades médica y científica han observado en esa línea.

No hay garantía de que una persona será sanada o de que una enfermedad sea prevenida. Los frutos de esta enseñanza saldrán a la luz conforme sea la relación de la persona y Dios basados en las perspectivas dadas y aplicadas. Este ministerio es moldeado por los siguientes pasajes: 2 Corintios 5:18-20; 1 Corintios 12; Efesios 4; y Marcos 16:15-20.

CONTENIDO

PRÓLOGO

Cuando alguien va al médico, la persona espera que se le dé algo para contraatacar lo que anda mal en su cuerpo. Por ejemplo, si la presión arterial está alta, se le da algún químico (medicina) que ayuda a bajar la presión sanguínea. Una medicina prescrita "empuja" la química del cuerpo a un estado más "normal", aliviando así cualquier molestia, y a veces también retrasa la destrucción del cuerpo causada por cualquier enfermedad. No obstante, muchas enfermedades crónicas tales como la diabetes mellitus, las enfermedades del corazón y la artritis continúan empeorando a pesar de la administración de más y más medicinas. En el mejor de los casos, el cuidado médico pareciera ayudar a la persona sufriente a vivir con su enfermedad más cómodamente y quizás a vivir unos cuantos años más, algo que no ocurriría al no tener ningún cuidado médico.

Este libro bosqueja un simple método de prevención y eliminación de enfermedades crónicas. El enfoque aquí no es vivir una mejor vida con una enfermedad crónica, sino vivir libre de la enfermedad. Originalmente, la palabra enfermedad quería decir "falta de tranquilidad" o "FALTA DE PAZ". Cuando una persona no tiene paz, eso no es un asunto médico, sino un asunto espiritual que tiene muchas facetas, y para cada uno Dios tiene una solución. Este libro no tiene todas las respuestas; sin embargo, puede dirigir al lector atento a un camino, a una autopista de descubrimiento que le cambiará la vida, donde las raíces pueden ser tratadas y eliminadas. Jesús dijo: *La paz os dejo, mi paz os doy; yo no os la doy como el mundo la da. No se turbe vuestro corazón, ni tenga miedo* (Juan 14:27).

Este libro no va en contra de la medicina, sino que va más allá de lo que el cuidado médico ofrece, pues ofrece la conexión entre el espíritu y la química humanos que un médico entiende. Querido lector, usted ha sido creado maravillosamente; muchos de ustedes también han sido deshechos por fuerzas espirituales que les han robado la paz. No deje a su doctor, sino que tome aún más la mano de Dios y permítale a Él que le guíe a medida que usted lee este libro. No es demasiado tarde, puede que llegue el momento en que su propio médico le diga "deje de tomar esta medicina; ya no la necesita".

William Gottlob Berlinger, III MD
Medicina Interna y Geriátrica
Philadelphia, Pensilvania

INTRODUCCIÓN

Este libro está destinado a sembrar las semillas del conocimiento en sus corazones acerca de un gran problema. El problema es espiritual, psicológico y biológico, y señalamos qué podemos hacer al respecto y dónde está Dios hoy.

Le pido mucha gracia y misericordia en la lectura, porque esta enseñanza no está destinada a ser una disertación teológica, pero sí está diseñada para darle una perspectiva acerca de un problema y su solución: la prevención y la erradicación de las enfermedades. Encontrará que este material lleva una exactitud tanto espiritual como médica, y es científicamente observable.

Me encuentro en la vanguardia de un problema y su solución. No tengo todas las respuestas y todavía estoy aprendiendo más cada día. Me reservo el derecho de revisar esta información según Dios aumenta la profundidad de mi entendimiento.

Uno de mis deseos es equipar mejor a la Iglesia con respecto a la derrota espiritual, psicológica y biológica de las enfermedades. Además, uno de mis objetivos es quitar el misterio de la enfermedad, y demostrar —desde la perspectiva de Dios— por qué la humanidad sufre de enfermedades.

A lo largo de los años, Dios me ha mostrado muchas ideas sobre por qué la humanidad tiene enfermedades. No es que Dios no pueda sanar o que Él no quiera hacerlo, el problema es que el hombre no comprende la enfermedad. Hemos pasado por cautiverio y estamos pereciendo por causa de la falta de conocimiento o por ignorancia. Mi investigación a través de los años, partiendo de las Escrituras y por la práctica del discernimiento, ha descubierto muchas raíces espirituales y bloqueos para la sanidad. De hecho, los principios básicos que cuando se aplican mueven la mano de Dios para sanar son los mismos que cuando se aplican previenen las enfermedades.

La perfecta voluntad de Dios no es sanarle; su perfecta voluntad es que usted no se enferme. Hoy en día, esta iglesia/ministerio y yo estamos cien por ciento a favor de la erradicación y la prevención de la enfermedad, no estamos a favor del control de la enfermedad, de ser posible. Esta iglesia y yo nos hemos dedicado a este fin.

No quiero que este libro se convierta en un método, una ciencia, una fórmula o una solución rápida para tomar el lugar de su relación con Dios. Uno de los principales temas de este libro es la conexión entre el pecado y la enfermedad. Otro tema en el libro es la consecuencia de la separación de Dios, su Palabra, su amor, la separación de nosotros mismos y la separación de los demás.

Una de las cosas que me preocupa de los que utilicen este libro para tratar de ayudar a otros es que se volverá en una ciencia o, en el peor de los casos, usarán los conocimientos de forma legalista para condenar a otros. Un corazón compasivo es la clave para el ministerio. Esta edición añade testimonios y guías para el ministerio hacia *Un camino más excelente*.

La Santa Biblia, Versión Reina Valera es la base de esta enseñanza. Por favor, no cambie la Versión Reina Valera como base bíblica, porque esta enseñanza perdería la integridad y la intención de su significado.

… Mas yo os muestro
un camino aun más excelente.

—1 Corintios 12:31

1

MI PROPÓSITO Y VISIÓN

INTRODUCCIÓN

Cuando empecé en el ministerio a principios de 1980, formaba parte de una iglesia que creía que Dios se involucraba en las vidas de las personas, y donde era visible cuando algo estaba pasando en lo espiritual; sin embargo, aun en esa iglesia de más de 1500 personas que venían semana tras semana, con los ancianos ungiéndolos con aceite, proclamando la oración de fe, ayunando, orando y permaneciendo en la Palabra, la gente no mejoraba de sus enfermedades incurables.

A medida que atravesaba los Estados Unidos observé que, sin importar la denominación, sin importar la iglesia, menos del 5 % de todo el pueblo de Dios (olvídese del mundo) estaban siendo sanadas de sus enfermedades. Y aún hoy en día eso está peor. Yo no sé si usted haya orado por causa de una enfermedad y no mejoró. Si usted fue ante Dios y creyó en Él, creyó que Él lo ama y que lo sanaría, y sin embargo eso no sucedió, entonces es un ataque escalonado a su fe y a su confianza en el Dios viviente.

Las Escrituras nos dicen que Dios nos ama, que Él vino y murió por nosotros en la persona del Señor Jesús. Él sanó de las enfermedades a muchas personas y echó fuera sus espíritus inmundos. Los discípulos lo hicieron, los setenta lo hicieron, y la iglesia primitiva lo hizo. Después nosotros entramos en una edad oscura del tiempo y de la cual yo pienso que todavía no nos hemos recuperado.

Cuando empecé en el ministerio, yo quería saber por qué Dios en el Salmo 103:3 dijo que Él no solo perdona nuestras iniquidades, sino que nos sana de todas nuestras enfermedades.

> *Él es quien perdona todas tus iniquidades, el que sana todas tus dolencias.* Salmos 103:3

En el Antiguo Testamento, personas fueron sanadas y levantadas de la muerte y fueron hechos muchos otros milagros. En el Nuevo Testamento encontré que tuvimos un nuevo y mejor pacto.

> *Amado, yo deseo que tú seas prosperado en todas las cosas, y que tengas salud, así como prospera tu alma.* 3 Juan 2

En 1 Tesalonicenses 5:23 se nos dice que el mismo Dios de Paz nos santifique por completo en espíritu, alma y cuerpo.

Pues bien, yo no vi mucha santificación en el cuerpo; no vi mucha santificación del alma, pero encontré una necesidad de santificación en el pueblo de Dios. Usted sabe, estoy seguro que cada uno aquí es santo por fe, pero he encontrado que el pueblo de Dios lucha con las cosas de la vida. Pablo luchó. Lea Romanos 7:14 hasta el final del capítulo. Usted encontrará que él tuvo una lucha mayor con su propia espiritualidad. De hecho, lo que él dijo es que *el pecado moraba en él.*

Cuando empecé a involucrarme en las vidas de las personas, oré por ellos y creí que Dios los sanaría, pero mejoró menos del 5 % de todos por los que oré. Yo predicaba un evangelio que salvaba a las personas y las llevaba al cielo, pero las dejaba estancadas entre la conversión y el cielo. ¿Sería ese el evangelio que yo debía predicar? Sería fácil decir: "Lo lamento, no hay esperanza para usted". Pero en mi corazón, los textos que yo leía parecían indicar lo contrario.

Un día fui a Dios y le dije: "Tú mejor deberías hablarme, Jefe, pues si me has llamado para que te represente ante tu pueblo y ante aquellos que todavía no son salvos, mejor deberías mostrarme un poco más de frutos. Si esto no está sucediendo, Tú deberías decirme por qué. Iré a la iglesia, te amaré, seré un buen cristiano, incluso podría ser un buen diácono, pero olvídate de hablarme. Yo no voy a hablar por ti si mis palabras no están siendo honradas, pues eso es un fraude".

A principios de 1980 fui ante Dios, y Él comenzó a mostrarme con las Escrituras su verdad acerca de las enfermedades. No era que Él *no pudiera* sanar. Era que nosotros teníamos que ser santificados en ciertas áreas de nuestras vidas antes que Él *pudiera* sanar. Las enfermedades en nuestras vidas pueden ser el resultado de una separación de Él y su Palabra en áreas específicas de nuestras vidas. Dios tendría que llegar a estar indeciso, pasar por alto lo malo, para bendecirnos en nuestros pecados. Excepto por aquellas veces cuando Él tenga misericordia de quien Él tenga misericordia, la enfermedad es un asunto que tiene que ver con la circuncisión del corazón.

> *Pues a Moisés dice: Tendré misericordia del que yo tenga misericordia, y me compadeceré del que yo me compadezca.* Romanos 9:15

Un día mis ojos fueron abiertos y vi algo. Yo nunca miré hacia atrás desde que Dios puso el ministerio ante mí.

> ***LAS ENFERMEDADES PUEDEN SER EL RESULTADO DE UNA SEPARACIÓN DE ÉL Y SU PALABRA EN ÁREAS ESPECÍFICAS DE NUESTRA VIDA.***

El Señor vino y demostró el amor de Dios y el poder sobre el diablo y la enfermedad sin importar el pecado. Él lo demostró en Mateo, Marcos, Lucas y Juan; sus discípulos y la iglesia primitiva también lo demostraron en Hechos. Luego, desde Romanos hasta Judas, usted encontrará a las Escrituras enseñándonos acerca de la santificación. Usted no puede considerar a Mateo, Marcos, Lucas, Juan y Hechos hasta que haya tratado desde Romanos a Judas. Usted no puede esperar que Dios nos bendiga si estamos separados de Él en un área que necesita tratarse. Me gusta decirlo de esta manera: se nos ha enseñado mucho acerca de las promesas de Dios y no tanto de su Espíritu de discernimiento y las consecuencias del pecado.

Si alguien viniera a mí con una simple artritis y me pidiera que ore por él, yo le diría: "No. Yo no voy a hacerlo". Si esa persona dijera: "Pero la Palabra dice que debemos ir ante los ancianos, ser ungidos con aceite y que oren por nosotros", entonces yo respondería: "No. ¡Ya he estado allí, ya hice eso!".

¿Sabe usted cuántas veces en el pasado he orado por personas con artritis? Ninguno de ellos fue sanado. Dejé de orar por ellos; fue una pérdida de mi tiempo. Pero un día Dios abrió mi corazón. Fue en 1985, yo estaba ministrando, cuando cinco damas vinieron hacia mí. Cada una de ellas padecía de artritis. Dos de ellas tenían desfiguraciones nudosas. Les dije: "Ustedes saben que algunas veces hay responsabilidad ante Dios para tener sanidad".

Quiero decirle que la sanidad y las cosas que usted recibe de Dios, en cierto grado, están condicionadas a su obediencia. No estoy con el legalismo. Estoy con la gracia y la misericordia. Sin embargo, quiero decirle que con la libertad viene un grado de responsabilidad.

Mientras usted estudia toda esta enseñanza, voy a tocarle los hilos de su vida. Si usted está interesado por su vida y por las vidas de sus familias, esta es una buena oportunidad para escuchar. Voy a sembrar la semilla.

> *Así será mi palabra que sale de mi boca; no volverá a mí vacía, sino que hará lo que yo quiero, y será prosperada en aquello para que la envié.* Isaías 55:11

Voy a sembrar (plantar) conocimiento en su vida.

El conocimiento que yo tengo no es solamente exacto bíblicamente, sino también exacto médicamente. De costa a costa en los Estados Unidos de América yo trato con la enfermedad. Aun los doctores contactan nuestro ministerio con relación a sus propias vidas. Hay doctores en los Estados Unidos que llaman y discuten conmigo las implicaciones de las enfermedades de sus pacientes. Tengo doctores que me remiten sus pacientes para discutir las raíces espirituales de la enfermedad.

Percibo que la marea está cambiando a través de amplias líneas denominacionales. Nuestro ministerio es un ministerio no denominacional. ¿Qué es un ministerio no denominacional? Es uno que cree que, a pesar de las denominaciones, Dios todavía está en el trono. El Señor Jesús sigue siendo la Palabra que se hizo carne y el Espíritu Santo todavía está en la tierra hoy: una fe, un Señor y un bautismo hasta que lleguemos a la unidad de la fe.

Un Señor, una fe, un bautismo. Efesios 4:5

Si yo tropiezo con sus vacas sagradas de la teología, lo lamento. No está en mi corazón hacer eso. Yo le pido escuchar atentamente lo que tengo que decir. Usted encontrará que lo que tengo que decir puede responder muchas de sus preguntas.

Les dije a las cinco damas con artritis *que debía haber una condición para su sanidad*. Les pedí que pensaran sobre las personas que las habían lastimado a cada una de ellas en sus vidas, fuera de palabra o hechos, alguien que no las trató con justicia, las hizo víctima, les mintió, las abusó, ya fuera emocional, física, verbal y tal vez sexualmente.

Les pregunté: "Cuando ustedes piensan en sus nombres o sus caras, si están vivas o muertas, ¿qué sienten? Ellas dijeron: "Sí, hay alguien con quien no he tenido arreglo". Había amargura y falta de perdón. Yo les dije que, a cambio de su sanidad, ellas tenían que ponerse a cuentas con Dios, sino estábamos desperdiciando nuestro tiempo. Entonces se fueron a buscar a esas personas para perdonarlas.

Las Escrituras dicen:

> *Mas si no perdonáis a los hombres sus ofensas, tampoco vuestro Padre os perdonará vuestras ofensas.* Mateo 6:15

¿Alguna vez ha leído esta Escritura? ¿Se imagina que está allí solo por diversión? ¿Será una Escritura que solamente se aplica a alguien y no a todos?

La gente me pregunta: "¿Dios perdona toda clase de pecado?". Sí y no. Él quiere hacerlo; esa es Su naturaleza. Él dijo que lo hace:

> *Si confesamos nuestros pecados, él es fiel y justo para perdonar nuestros pecados, y limpiarnos de toda maldad.* 1 Juan 1:9

Pero después de la conversión, hay un requisito y responsabilidad absoluta para perdonar a los otros:

> *Porque si perdonáis a los hombres sus ofensas, os perdonará también a vosotros vuestro Padre celestial; mas si no perdonáis a los hombres sus ofensas, tampoco vuestro Padre os perdonará vuestras ofensas.*
> Mateo 6:14-15

¿Cómo mediar entonces entre 1 Juan 1:9 y Mateo 6:14-15?

> *Porque por gracia sois salvos por medio de la fe; y esto no de vosotros, pues es don de Dios; no por obras, para que nadie se gloríe.*
> Efesios 2:8-9

Cuando usted eche un buen vistazo a estos pasajes encontrará que, efectivamente, puede ir al cielo con pecado porque es por medio de la fe que somos salvados, no por obras. Pero las consecuencias de no perdonar pueden atarlo a usted a una enfermedad que es el resultado de este pecado de amargura y falta de perdón.

Les dije a las cinco damas que un cambio podía suceder por la obediencia de ellas. "Si ustedes, de lo profundo de sus corazones, perdonaran sinceramente a esa persona causante de sus abusos, sea que lo sientan hacer o no, yo voy a pedirle a Dios que las sane. Si ustedes solo lo hacen porque quieren la sanidad por razones egoístas, y están utilizando esta clase como un mecanismo o un sistema, o mantra, entonces estaremos perdiendo el tiempo".

Las guie a un periodo de arrepentimiento y perdón. Cuando terminé la oración, las miré y les dije: "¿Cómo va su artritis ahora?". Todas cayeron en cuenta que ya no había más dolor. Los dedos se enderezaron, el dolor se había ido. Todas las cinco damas se levantaron de allí libres de la artritis y su dolor. *Nunca ministré sanidad antes de que perdonaran.*

Cuando ellas descubrieron las condiciones de *su* naturaleza, Él estaba allí para sanarlas. Esa es la razón por la que no estoy impresionado (lo digo con cuidado) de las campañas de sanidad que no toman en cuenta que la enfermedad puede ser resultado de un pecado que no ha sido tratado.

No sé si usted es consciente de esto, pero *el temor es un pecado.* Existe el temor al mañana, temor a la muerte, temor al hombre, temor a la agonía, temor a la suegra, temor a su vecino, temor de usted mismo. Nosotros somos un pueblo de Dios que está atado. Cuando leí 3 Juan 2, fue todo para mí:

> *Amado, yo deseo que tú seas prosperado en todas las cosas, y que tengas salud, así como prospera tu alma.*

La perfecta voluntad de Dios no es sanarlo a usted. La perfecta voluntad de Dios en la Palabra es que usted no se enferme. En Éxodo 15 Dios prometió que si éramos obedientes a Él, ninguna de las enfermedades de Egipto caería sobre nosotros.

> *Y dijo: Si oyeres atentamente la voz de Jehová tu Dios, e hicieres lo recto delante de sus ojos, y diereis oídos a sus mandamientos, y guardares todos sus estatutos, ninguna enfermedad de las que envié a los egipcios te enviaré a ti; porque yo soy Jehová tu sanador.*
>
> Éxodo 15:26

En el Antiguo Testamento, si alguien tenía lepra y después se comprobaba que estaba limpio, ¿ante quién era enviado para determinar que estaban limpio? ¡Ante el sacerdote! El Nuevo Testamento dice que si hay alguien enfermo entre nosotros, ¿a quién debemos llamar? A los ancianos de la iglesia.

> *¿Está alguno enfermo entre vosotros? Llame a los ancianos de la iglesia, y oren por él, ungiéndole con aceite en el nombre del Señor.*
>
> Santiago 5:14

En 1996 yo enseñaba en una iglesia en Texas. Una miembro de esa iglesia fue sanada del síndrome químico de sensibilidad múltiple (conocida también como enfermedad ambiental - SQSM/EA). Durante veinte años no había sido posible que ella fuera a la iglesia. Estaba aislada: solo podía comer dos a cuatro comidas, sufría de sensibilidad electromagnética, síndrome de fatiga crónica y múltiples alergias. Dios la sanó. Él sanó todas las enfermedades periféricas del SQSM/EA. Esa iglesia es una joya realmente, pues ella está de nuevo cantando en el coro todos los domingos. Ellos me pidieron que fuera a enseñar sobre la raíz de la enfermedad, por lo que fui y enseñé. Esa tarde regresé de nuevo y enseñé por otras dos horas y media sobre las raíces de la enfermedad y las consecuencias del pecado.

A la mañana siguiente, ellos me trajeron a una dama que tenía cáncer en pulmón y huesos. Ella había ido con todos los doctores y la habían examinado todo el hueso con rayos X. Era madre de dos hijos. En vista de que yo conocía la raíz espiritual de su enfermedad, amablemente la acosté. Solo tomó como tres segundos, y ella estaba gimiendo como un bebé. Yo había tocado su mal. Había tocado su dinamismo espiritual. Dios la auscultó con discernimiento y yo puse mi mano derecha sobre aquella cosa que la había estado enconando por años, causándole eventualmente destrucción de las dos entradas que vigilan su sistema inmunológico (llamado antioncogenes) y que nos protegen del cáncer. Cuando esas enzimas son destruidas en nuestros cuerpos, la célula es comprimida y la célula mitosis del cáncer puede comenzar en cualquier momento.

Le dije a ella: "No sé lo que Dios va a hacer, pero sé que usted va a tener que andar en rectitud con Dios en esta área de su vida". Ella dijo: "Pastor, lo he sabido todo el tiempo, solamente que no podía llegar allí.

No podía vencerlo". Le dije: "¿Le gustaría ir allí y vencerlo?". Ella respondió: "Sí". La dirigí a un lugar ante el Señor y ante el Padre, un lugar de búsqueda del alma, un lugar de arrepentimiento, un lugar de estar recto ante Dios. Solamente la ministré y rompí el espíritu de muerte, el poder del cáncer, y ordené que su poder fuera roto.

Treinta días más tarde, recibí una llamada por teléfono. Ella había regresado al doctor para el chequeo de hueso y rayos X. No había evidencia de cáncer del pulmón o huesos.

El pastor de ella ya me había enviado dos cartas pidiéndome que entrenara a sus diáconos y a su equipo. Él estaba listo para empezar a aprender junto con miembros de su congregación cómo cuidar de las ovejas *de una manera más excelente*. Él dijo: "Pastor, gracias por venir y permitir que el Señor hablara por medio de usted sobre la conexión entre el pecado y la enfermedad".

Vea, nosotros pensamos del pecado como robar bancos. Pensamos del pecado tal vez como prostitución; pensamos del pecado como mentir y robar. ¿Consideraría usted que el temor sea pecado? ¿Consideraría que la amargura sea pecado? ¿Que el odio hacia sí mismo sea pecado? ¿Que todas estas cosas sean pecado? La Palabra dice que lo son. Pienso que ciertos pecados han llegado a ser aceptados socialmente. Estamos pagando un alto precio por estas áreas de pecados no reconocidas en el área de la enfermedad.

Cerca del 30 % de todos los cánceres tienen un componente de raíz espiritual. Yo me especializo en cierto grado de cáncer, pero no tengo todas las respuestas. Estamos familiarizados con el cáncer uterino, de ovario y próstata. Tenemos una visión de cómo estos cánceres se desarrollan. En la sección sobre la raíz espiritual de la enfermedad voy a tratar esto con detalles.

Cerca del 80 % de todas las enfermedades de la humanidad tienen una raíz espiritual con varias manifestaciones psicológicas y biológicas. Yo no soy doctor. No soy psicólogo. No mezclo la psicología con el ministerio. Soy un siervo del Padre y del Señor Jesucristo. Ningún hombre me ha enseñado, sino que Él me ha enseñado.

MI META ES LA PREVENCIÓN DE LA ENFERMEDAD, NO EL CONTROL DE LA ENFERMEDAD.

Mis padres fueron ministros. Yo soy la tercera generación de líderes espirituales. Crecí con el conocimiento de que Dios sana, pues por un milagro mi madre fue sanada.

Mi madre se estaba muriendo de cáncer fibrosarcoma, de crecimiento rápido y fatal, que se le había envuelto alrededor de la vena yugular. A solamente dos meses de mi nacimiento, ella estaba muriendo. Estaba paralizada. El cáncer masivo había crecido alrededor de su vena yugular y en la base de su cerebro, arriba y debajo de toda el área de su cuello. Ella se arrepintió de su amargura e hizo un tipo de pacto como el de Ana: que si Dios la sanaba, ella me criaría en el conocimiento de Dios.

En este momento privado de oración, mientras los demás oraban por ella, Dios la sanó al instante. Cuando los doctores la revisaron, quedaron asombrados de no encontrar evidencia de cáncer. No se le había suministrado ningún tratamiento médico, sin embargo, el cáncer masivo desapareció. Pero aún más notable, *su sanidad rompió un patrón,* una maldición genética de su pasado. Usted véalo, su madre había muerto de cáncer a los dos meses de haber nacido ella. Con esta maldición derrotada, mi madre vivió otros 33 años.

Impartí un seminario en la ciudad de Nueva York. En mi audiencia estaba un doctor. Al final de los dos días, él vino hacia mí y me dijo: "Pastor, soy miembro de la comunidad médica aquí en la ciudad de Nueva York. Lo he estado escuchando a usted durante dos días. Cuando usted dice que el control de la enfermedad es lo mejor que la comunidad médica ofrece, usted ha sido muy generoso a nuestra industria. *Lo mejor que nosotros podíamos esperar para mejorar es el control de la enfermedad.* Sería bueno si pudiéramos hacer eso.

Las estadísticas nacionales de los pasados dos años muestran que con todas las modalidades de tratamientos para el cáncer, incluyendo cirugía, quimioterapia, vitaminas, suplementos y todos los variados tipos de terapias, el porcentaje de la extensión de la vida fue solamente de un año. Ese año de extensión de vida tiene un gran gasto y conlleva tremendo dolor y sufrimiento.

> *Él es quien perdona todas tus iniquidades, el que sana todas tus dolencias.* Salmos 103:3

No sé usted, pero a mí me impresiona cuando este salmo dice que el Señor no solamente perdona todas nuestras iniquidades, sino que Él sana todas nuestras enfermedades. No dice "el que ayuda a controlar nuestras enfermedades".

A través de los años, Dios me ha mostrado muchas visiones del por qué la humanidad tiene enfermedades. Hemos entrado en cautividad y estamos pereciendo, tanto por falta de conocimiento como porque no hay conocimiento del todo.

En mi investigación de las Escrituras a través de los años, la aplicación del discernimiento práctico, y la revisión científica y evidencia médica, ha descubierto muchas raíces espirituales que bloquean la sanidad.

> ***LA PERFECTA VOLUNTAD DE DIOS NO ES SANARLO A USTED; SU PERFECTA VOLUNTAD ES QUE USTED NO SE ENFERME.***

Hoy yo estoy totalmente a favor, no del control de la enfermedad, sino de la erradicación y prevención sobre una base regular, si fuere posible. Es mi oración que usted quiera y pueda recibir esto. Como pastor, considero que esto debe ser mi ministerio y mi regalo para usted. Deseo alimentarlo con conocimiento y entendimiento,

En esta enseñanza le puedo dar a usted suficiente información y suficiente conocimiento con el que será capaz de venir ante Dios, para que la obra de santificación, sanidad y liberación puedan comenzar en usted y sus seres queridos, sus amigos y sus familias. *Recuerde, que yo le dije a usted que mi propósito era sembrar la semilla* con la Palabra de Dios y de acuerdo con el conocimiento que es accesible tanto a la comunidad científica como a la comunidad médica y desde la Palabra. Mi propósito es traerlo a usted a un lugar donde pueda recobrarse de las artimañas del diablo.

> *EL PRINCIPIO DE TODA SANIDAD DE ENFERMEDADES DE RAÍZ ESPIRITUAL EMPIEZA CUANDO USTED HACE SU PAZ CON DIOS, Y ACEPTA SU AMOR DE UNA VEZ Y POR TODAS, ACEPTÁNDOSE USTED MISMO Y A LOS DEMÁS.*

FE VERSUS TEMOR

Mucha gente lucha con la fe. Quizás usted tiene una enfermedad y se le ha dicho que no tiene suficiente fe. Tal vez usted ha estado escuchando a algunas de estas personas enseñar que necesita hacer algo para obtener más fe.

> *Digo, pues, por la gracia que me es dada, a cada cual [...] que piense de sí con cordura, conforme a la medida de la fe que Dios repartió a cada uno.* Romanos 12:3

Si usted tiene suficiente fe, podría siempre orar así: "Señor, auméntame la fe", sin embargo, usted no tiene suficiente si solamente cree. Usted va a tener que determinar la diferencia si está siguiendo a Dios con su mente (cabeza) o su corazón.

Si solamente seguimos a Dios con la mente (cabeza), estamos todos en problemas. Mi pobre cabeza da vueltas la mayor parte del tiempo. Si no tuviera la Palabra de Dios en mi espíritu, mezclada con fe por medio del Espíritu Santo que vive dentro de mí, mi vida sería un desperdicio. Mi pobre cabeza algunas veces está dando tumbos con la Palabra de Dios.

¿Tiene usted esperanza? ¿Alguien aquí no tiene esperanza? ¿Tiene usted algo que le quema el interior que representa la esperanza de algo en su vida o de alguien más? ¿La tiene? Entonces usted tiene fe, porque la fe es la certeza de las cosas que se esperan, la convicción de las cosas que no se ven. Si esto ya pasó, ¿necesita usted esperanza? ¿Necesita fe?

El *temor* es la certeza de las cosas que *no* se esperan, la convicción de lo que todavía *no* se ve. El temor se proyecta en el futuro y la fe también se proyecta en el futuro, ¿no es así? Es hora de que salga y tome su lugar en la tierra de los vivientes, de una vez y por todas. De todas maneras, ¿qué es lo peor que le puede pasar? Usted puede morir e ir al cielo, por tanto, ¿cuál es el problema? ¿A qué le tiene miedo?

> *Así que, por sus frutos los conoceréis.* Mateo 7:20

En una ocasión yo hablaba con alguien que estaba denigrando a otra persona, ya sabe, chismeando. Lo miré y dije: "¿Cómo se atreve usted decir eso de un amigo de Jesús? ¿Se da cuenta que esa persona es amiga de Jesús? ¿Qué cree usted que piensa Jesús de lo que está hablando de su amigo?".

¿Cree usted que Jesús es nuestro amigo? Fíjese en esto:

> *Ya no os llamaré siervos, porque el siervo no sabe lo que hace su señor; pero os he llamado amigos, porque todas las cosas que oí de mi Padre, os las he dado a conocer.* Juan 15:15

Los amigos no hablan de los otros. Los amigos se edifican mutuamente. Los amigos se cubren con amor.

> *Y ante todo, tened entre vosotros ferviente amor; porque el amor cubrirá multitud de pecados.* 1 Pedro 4:8

Mi propósito es sembrar la semilla en sus corazones. Si Dios da el crecimiento o no, no lo sé. Yo no vivo dentro de su cuerpo; usted sí. Yo no sé si se va a perder en el desierto entre Egipto y la Promesa o no. Pero estoy seguro que voy a poner alguna cosa en usted, voy a traerle alguna visión, algún discernimiento.

UNA PROMESA SIN DISCERNIMIENTO ES ATADURA

> *Convertíos, hijos rebeldes, dice Jehová, porque yo soy vuestro esposo; y os tomaré uno de cada ciudad, y dos de cada familia, y os introduciré en Sion; y os daré pastores según mi corazón, que os apacienten con ciencia y con inteligencia.* Jeremías 3:14-15

Él ha dado pastores según su corazón para enseñar con ciencia e inteligencia. ¿Qué estoy haciendo con usted? Le estoy dando ciencia e inteligencia y discernimiento. Diga esto conmigo:

"Una promesa sin discernimiento es atadura".

Vaya conmigo al versículo 14 de Hebreos 5: el que puede con el alimento sólido es aquel que, por razón del ejercicio de sus sentidos, es capaz de *discernir tanto lo bueno como lo malo.*

> *Pero el alimento sólido es para los que han alcanzado madurez, para los que por el uso tienen los sentidos ejercitados en el discernimiento del bien y del mal.* Hebreos 5:14

Creo, damas y caballeros, que hemos sido tan conscientes de Dios que hemos olvidado el discernimiento concerniente al mal. Una señal de madurez no es conocer el bien. Es conocer el mal también, para que usted sepa lo que es de Dios y lo que no lo es. Esa es una señal de madurez. Si usted está en condenación, está tratando de ocultarse del problema. Si usted está convencido, está enfrentando el problema. ¿Ha estado usted allí? ¿Ha hecho usted eso?

> *UNA PROMESA SIN DISCERNIMIENTO ES ATADURA.*

LA SANTA CENA

La Santa Cena, o Cena del Señor, representa dos realidades: la sangre vertida, la cual es la copa, y el pan, el cual es su cuerpo quebrantado. *El cuerpo quebrantado de Cristo no es para perdonar pecados.* La Biblia dice que sin derramamiento de sangre no hay perdón de pecados.

> *Y casi todo es purificado, según la ley, con sangre; y sin derramamiento de sangre no se hace remisión.* Hebreos 9:22

> *Porque la vida de la carne en la sangre está, y yo os la he dado para hacer expiación sobre el altar por vuestras almas; y la misma sangre hará expiación de la persona.* Levítico 17:11

Su sangre vertida permite la remisión del pecado porque Él fue el Cordero sacrificado que nos permite apropiarnos del perdón de Dios, nuestro Padre. Debido a su sangre derramada es que hemos pagado la pena del pecado.

Fue por sus llagas que nosotros fuimos sanados, y nos apropiamos de eso hoy para nuestras vidas.

> *Más él herido fue por nuestras rebeliones, molido por nuestros pecados; el castigo de nuestra paz fue sobre él, y por su llaga fuimos nosotros curados.* Isaías 53:5

> *Quien llevó él mismo nuestros pecados en su cuerpo sobre el madero, para que nosotros, estando muertos a los pecados, vivamos a la justicia; y por cuya herida fuisteis sanados.* 1 Pedro 2:24

Si venimos hoy al servicio de la comunión y participamos de la copa y del pan, pero negamos la sanidad y la liberación como parte de la expiación, eliminamos esa provisión de Dios en nuestras vidas. Por esa causa, muchos de nosotros estamos hoy llenos de enfermedades y locuras porque hemos dicho en nuestros corazones que eso fue hace dos mil años; sin embargo, seguimos participando en el sacramento de la Comunión. Si no cree, no se preocupe por lo que está pasando; pero sea cuidadoso, la ignorancia es una forma de conocimiento y así es la falta de fe.

Si usted no cree que Dios sana hoy; entonces Él no lo hará. ¡Conforme a su fe le será hecho!

> *Entonces les tocó los ojos, diciendo: Conforme a vuestra fe os sea hecho.* Mateo 9:29

Yo he tomado esta posición: que muchas veces tenemos enfermedades entre el pueblo de Dios *porque hemos eliminado una mitad de la provisión del sacramento de la Santa Cena (Cena del Señor).*

CONCEPTO SOBRE LA MEDICACIÓN

Tengo mi manual *PDR* (*Physician's Desk Reference* sobre medicamentos. En cualquier seminario donde tengo que tratar con la enfermedad, casi todo es sobre una amplia variedad de medicinas. Eso es lo que usted tiene que atacar en el mundo actual, y con cada medicina que usted tome allí hay un componente llamado "efectos secundarios".

Una de las cosas que yo hago en el ministerio es que, antes de que usted reciba ministración, mi equipo hace una evaluación general y una evaluación médica. En la evaluación médica queremos conocer todas las medicinas y drogas que usted está tomando. Cada una de estas medicinas tiene efectos secundarios. Puede ser que esté luchando con lo que parece ser una enfermedad, pero en vez de eso, puede ser el efecto de algo secundario de una medicina.

¿Sabe usted cuántos pastores están tratando que el pueblo esté libre de enfermedades y están, en realidad, ministrando sobre los efectos secundarios de las medicinas? Así las cosas, se preguntan por qué Dios no está sanando los problemas; pero la realidad es que no existe cura para los efectos secundarios de una medicina.

El periódico *USA Today* (24 de abril de 1998) contenía un artículo sobre las medicinas mortales titulado: "¿Por qué tantas medicinas están matando a tanta gente?". "Reacciones adversas a las prescripciones de medicinas son la causa de la cuarta causa más grande de muertes a nivel nacional". ¡Son una caja de pandora del infierno! Le enseñaremos a usted sobre *pharmakeia* y la hechicería.

Ahora, si usted está tomando medicamentos recetados, no le recriminaré por ello. Si allí es donde usted está, ahí quédese.

DEPRESIÓN, ATAQUES DE ANSIEDAD Y EL USO DE PROZAC Y OTRAS MEDICINAS

Los efectos secundarios de estos medicamentos son increíbles. Son potenciadores de la serotonina. Cuando la serotonina se libera de los extremos de las dendritas en el cuerpo, los medicamentos bloquean su retorno, prolongando así su efectividad. Está presente por más tiempo, lo que le da a la persona una sensación de bienestar.

El asunto principal que debemos tratar es: ¿por qué tenemos deficiencia de serotonina?

Una deficiencia de serotonina nos causará depresión. *La depresión* por definición clínica, es el resultado de un desequilibrio químico en el cuerpo por la introducción de drogas, hacia arriba o hacia abajo, es decir una sobreproducción (hiper) o una baja producción (hipo) de neurotransmisores normales que son fabricados por nuestro cuerpo.

Una de las cosas que trato en este ministerio es la sobre (hiper) y baja (hipo) secreción de neurotransmisores. Por ejemplo: La *depresión maníaca* puede estar asociada con baja producción de serotonina causada por un defecto genético, lo que produce una amplia gama de altibajos desde maníacos hasta depresivos. Las migrañas, los deseos incontrolables de comer, problemas de peso, o el comportamiento obsesivo-compulsivo (OCD por sus siglas en inglés) puede también indicar una baja secreción de serotonina. No es genético, y no es lo mismo que un desorden de ansiedad.

Prozac y otras medicinas empleadas para tratar la depresión están diseñadas para aumentar su autoestima. *Una falta de autoestima es la raíz del problema.*

La falta de autoestima, el autorrechazo, el autoodio y la culpa son muy dañinos para el espíritu humano y muchas veces son causados por un padre, aunque en algunos casos puede ser la madre. En alguna parte, ha sido una falta de la alimentación del niño. Algunas veces se puede heredar debido a la falta de alimentación que no ha estado allí de generación en generación.

Prozac es la medicina elegida en la actualidad. En algunas ocasiones están siendo recetadas por doctores sin idea de las consecuencias de lo que ello involucra. El problema con Prozac es este: se da algunas veces a personas que padecen ansiedad. Sin embargo, uno de los efectos secundarios del Prozac es la ansiedad, y un segundo efecto secundario es la reducción de la libido. Eso crea un doble problema.

Las mujeres que toman Prozac pueden perder su libido, y eso tiene un efecto negativo en sus relaciones sexuales con sus maridos. Los hombres pueden perder su vigor sexual con sus esposas. El hombre se deprime y angustia, y su esposa se pregunta por qué él ha perdido todo interés en ella. Eso va a crear otro problema: más ansiedad, más culpa, más rechazo y más conflicto. Esto puede resultar en una posterior disminución en los niveles de serotonina, y ahora nosotros tenemos un problema más grande: una profunda depresión. En Gálatas 5:20, en la mayoría de las traducciones aparece la palabra "hechicería" (estudiaremos lo que Pablo tiene que decir acerca de ese asunto más adelante). La única manera de desenmarañar esta cosa es echar un vistazo a lo que puede estar causando esta deficiencia de serotonina, y eso es un *problema espiritual.*

¿ESTARÍA USTED INTERESADO EN *UN CAMINO MÁS EXCELENTE*?

Por medio de este ministerio, hoy hay muchas personas en los Estados Unidos que ya no tienen necesidad de ningún tipo de medicinas y que llevan una vida normal. ¿Consideraría usted eso una opción viable para su vida?

El artículo en *USA Today* que mencionamos anteriormente sobre las medicinas mortales, continúa: "La principal causa de muerte en los

Estados Unidos son las enfermedades cardiacas. La número dos es el cáncer, número tres son los accidentes cerebrovasculares, la número cuatro son las reacciones adversas a las medicinas recetadas, la número cinco son las enfermedad pulmonares, y la número seis son los accidentes de toda clase. ¿No esto una estadística seria?

Las estadísticas actualizadas en *USA Today*, del 30 de noviembre de 1999, citan a la profesión médica como el octavo asesino. Pero ahora el tercer asesino es la muerte por medicamentos aprobados por la FDA, recetados y administrados correctamente, con efectos secundarios.

Un bien conocido anfitrión de un programa de TV, preocupado por el rápido aumento en el porcentaje de muertes por medicinas aprobadas por la Oficina de Administración de Alimentos y Medicinas, hizo la siguiente declaración: "En realidad el número de personas que mueren por drogas autorizadas por la Oficina de Administración de Alimentos y Medicinas es igual al número de personas que mueren en un jet 747 cuando este se estrella, y todas las personas a bordo pierden sus vidas cada día del año. Eso no incluye los dos millones de personas perjudicadas por las drogas recetadas médicamente".

Pienso que es tiempo de hacer un alto y repensar lo que estamos haciendo en el mundo y por qué lo estamos haciendo. ¿Podría ser que tengamos un temor de muerte y de enfermedad como la razón por la que hemos perdido nuestra sanidad espiritual? Para mí es asombroso como muchos cristianos tienen los mismos problemas que los no practicantes. Definitivamente tiene que haber *un camino más excelente*.

Yo opero en varios dones del Espíritu Santo. Están allí cuando necesito que estén allí. No sé si usted cree o no en los dones del Espíritu Santo que se encuentran en 1 Corintios 12. Están allí, y por una razón. Si yo no creo en ellos, no estaría enseñando sobre la sanidad espiritual. No tendría ninguna base para hacerlo. Enseñar acerca de la enfermedad y enseñar sobre la sanidad, y que nadie se sane es una clase de ridiculez.

NO PODEMOS ELUDIR LA INCIDENCIA DEL PECADO EN NUESTRA VIDA

Yo diría que la probabilidad del 70 al 80 por ciento de todas las enfermedades en los Estados Unidos y el mundo que son consideradas con el nombre de *síndrome o incurables* son de raíz espiritual.

No estoy en contra de los nutricionistas, de hecho, nosotros tenemos dos nutricionistas que forman parte de nuestro ministerio. Creo en una buena dieta balanceada; creo que usted debe tener cuidado del templo. Creo que si usted toma un descanso, bebe suficiente agua, come los alimentos apropiados, etc., tendrá una buena salud sobre esa base. Sin embargo, la buena nutrición, el descanso y el agua por sí mismos no sanan los defectos que vienen a causa de la separación de Dios y su Palabra, o tratar la santificación y el pecado y las enfermedades resultantes.

La nutrición no reemplaza al arrepentimiento. Me recuerda cuando el Señor estaba ministrando a alguien. Él ya había sanado, y le hizo esta increíble amonestación: vete y no peques más, para que no pase una cosa peor.

> *Después le halló Jesús en el templo, y le dijo: Mira, has sido sanado; no peques más, para que no te venga alguna cosa peor.* Juan 5:14

¿Por qué Él dijo eso? Porque el Señor mismo, su Salvador, mi Salvador, mi Jefe, atribuye directamente la falta de santificación a la enfermedad.

Hoy hay muchas personas tratando de desviar la pena de la maldición de la desobediencia por medio de varias modalidades, y están en todas partes. Necesitamos doctores. Necesitamos personas que entiendan al cuerpo humano y el alma humana, pero no hay muchas alternativas para el espíritu humano. Ese es nuestro siguiente tópico.

DIOS QUIERE SANARNOS

En mi investigación, al involucrarme en la vida de las personas, encontré que Dios quería sanarnos y prosperarnos.

Él es quien perdona todas tus iniquidades, el que sana todas tus dolencias. Salmos 103:3

Creo que Dios quiere obrar en nosotros. Creo que Él es un Padre amoroso. Creo también que nos hemos separado de Dios en nuestro entendimiento de la enfermedad. Me gustaría hacer un intento de corrección a eso.

Al entender las enfermedades —espirituales, psicológicas y biológicas— descubriremos que la Biblia tiene mucho que decir sobre el tema. Tengo el privilegio de estar en la "vanguardia" de la medicina de costa a costa debido a esta comprensión bíblica de las enfermedades. Hay doctores, así como terapeutas, psicólogos, pastores e individuos en toda América que consultan conmigo.

Es curioso ser pastor y estar "a la vanguardia" de la medicina. Es un enigma para la comunidad médica. Como dijo un doctor: "¿Qué está haciendo un pastor de Georgia bregando con la enfermedad?". Bien, estoy bregando con ella porque mi Jefe es el Gran Médico. Estoy bregando en esto porque el Creador de toda carne es el Único que sabe lo que está equivocado en nosotros. Estoy bregando con ella porque Dios lo ordenó. Mostraré con la Escritura que el pastor es responsable de todos los asuntos del pueblo de Dios.

Creo, y digo esto con mucho cuidado, que Dios es justo al reprender a los psicólogos por ser pastores en los Estados Unidos. Si hay algún psicólogo que lea esto, te amo hombre, te amo mujer. Sin embargo, pienso que usted ha sacado algunas cosas de los pastores que son solamente de su incumbencia. Bajo la ley del Antiguo Testamento, si alguien tenía lepra, para considerarse curado, ¿ante quién se presentaban? Ante el sacerdote. En el Nuevo Testamento iban un poco más allá.

¿Está alguno enfermo entre vosotros? Llame a los ancianos de la iglesia, y oren por él, ungiéndole con aceite en el nombre del Señor. Y la oración de fe salvará al enfermo, y el Señor lo levantará; y si hubiere cometido pecados, le serán perdonados. Santiago 5:14-15

Justo aquí en estos versículos es que vemos la falta de santificación en la vida de un creyente y la consecuencia, la cual nos muestra la relación del pecado con la enfermedad.

Cuando empecé a servir a Dios en el ministerio, yo creí que Dios podía sanar. Lo vi en la Palabra y lo vi en la vida. Como lo mencioné anteriormente, había orado por las personas, pero menos del 5 % se ponían bien. La misma cosa sucedía en la iglesia a la que asistía y en otras iglesias por todo Estados Unidos. En mi tiempo de oración fui ante Dios y le pregunté por este dilema: "Veo a tantos cristianos como incrédulos en las oficinas de los doctores. Veo el mismo número de personas en las oficinas de los psiquiatras, santos o pecadores. Ambos están allí por problemas psicológicos o físicos. Siento tu llamado en mi vida, y si tú quieres que yo ayude a la humanidad, tú deberías resolver mejor este dilema de lo que sucede entre la salvación y el cielo".

Empecé a investigar en las Escrituras y entregué mi corazón a Dios y le pedí sabiduría.

> *Y si alguno de vosotros tiene falta de sabiduría, pídala a Dios, el cual da a todos abundantemente y sin reproche, y le será dada.*
> Santiago 1:5

Luego fui a otro pasaje de la escritura: no tienen, porque no piden.

> *Codiciáis, y no tenéis; matáis y ardéis de envidia, y no podéis alcanzar; combatís y lucháis, pero no tenéis lo que deseáis, porque no pedís.* Santiago 4:2

Solamente me imaginaba qué le pediría. Entonces, gradualmente y con seguridad comencé a entender.

> ***NO ERA QUE DIOS NO PUDIERA SANAR; ERA QUE ÉL NO PODÍA HACERLO NEGANDO SU PROPIA SANTIDAD Y DÁNDONOS UN EVANGELIO SUAVIZADO, QUE DIRÍA QUE PODRÍAMOS CONSERVAR NUESTRO PECADO Y RECIBIR SUS BENDICIONES.***

EL ESPÍRITU DE MIEDO

Un artículo de la revista *Newsweek*, titulado "Grandes Expectativas", decía: "El futuro de la medicina no yace en el tratamiento de la enfermedad, sino en la prevención de la misma". Esto fue escrito hace muchos años.

Y continúa:

> "Durante todo el siglo XX, la medicina ha avanzado principalmente por el mejoramiento de cuidados curativos... pero el cuidado curativo tiene sus límites... Acompañado del uso más refinado de tecnología para prevenir y tratar la enfermedad, la psicoinmunología *[el nombre ha sido cambiado a psiconeuroinmunología]*, la ciencia que trata el papel de la mente ayudando al sistema inmunológico a combatir la enfermedad, llegará a ser vitalmente importante al campo clínico —quizás el más importante campo médico en el siglo XXI—, suplantando nuestro actual énfasis en la oncología y cardiología. El pensamiento saludable puede, eventualmente, convertirse en un aspecto integral de tratamiento para todas las alergias, hasta el trasplante de hígados.

¿NO CREE USTED QUE ESTE ES *UN CAMINO MÁS EXCELENTE*?

Es gratis, un regalo gratis. Así como la salvación es un regalo gratis, el amor de Dios y su conocimiento y su entendimiento son regalos gratis. Cuando ministramos a alguien y no se sanan, ¿qué piensa usted que debemos hacer? ¿Hacer una teología de que Dios no sana hoy? ¿Hacer una teología de que alguien no tuvo bastante fe? ¿Qué piensa usted que debemos hacer?

Le diré lo que yo hago: me voy a trabajar. Regreso a Dios, y digo: "¿Por qué no? Jefe, mejor háblame. ¿Por qué no fueron sanados?". ¿Sabes qué? Muchas veces hay una razón del por qué la sanidad no se materializa.

> *Porque el siervo del Señor no debe ser contencioso, sino amable para con todos, apto para enseñar, sufrido; que con mansedumbre corrija a los que se oponen, por si quizá Dios les conceda que se arrepientan*

para conocer la verdad, y escapen del lazo del diablo, en que están cautivos a voluntad de él. 2 Timoteo 2:24-26

¿Qué estamos haciendo cuando se le da la gloria a Dios por la enfermedad que, para comenzar, el diablo puso en nosotros? Dije esto el otro día a alguien y me respondió: "Bien, pastor, yo creo que Dios me dio esta enfermedad. Procede de Él. Es mi corona de espinas, y su gracia es suficiente para mí. Creo que esta enfermedad es obra de Dios. Es mi castigo".

Entonces le dije: "¿Va usted al doctor para que le trate eso?".

Me respondió: "Por supuesto que sí".

Pregunté: "¿Para qué?".

Contestó: "Porque quiero estar bien".

Luego, afirmé: "Usted es un hipócrita. ¿Por qué está usted interfiriendo la voluntad de Dios en su vida?".

Me asombro al oír a las personas darle la gloria a Dios por la enfermedad y luego verlas ir al doctor buscando que los sane. Si ese es el caso, si la enfermedad viene de Dios, entonces Jesucristo de Nazaret fue el rebelde más grande contra su Padre que yo haya visto. La Biblia dice que Él sanó a todos los que vinieron a Él y echó fuera todos los demonios de ellos. En ninguna ocasión Cristo dijo: "Esta enfermedad procede de Dios, disfrútenla".

Ahora, yo no sé a qué Señor sigue usted, pero ese es el Señor que yo veo, ese es mi Jefe. Ese es el evangelio que yo predico. Si alguien no es sanado, existe una raíz espiritual, y hay un bloqueo que debe ser tratado. Hay una raíz del problema que le da derecho al diablo en su vida. Vaya ante Dios y expóngaselo. Cuando usted haya sacado la raíz que lo molestaba, revisaremos y veremos si existe algún bloqueo para la sanidad.

He documentado en las Escrituras más de treinta bloqueos que evitan la sanidad de Dios. Usted sabe que eso es por lo que se desilusionan las personas cuando van a seminarios de sanidad, escuchan a los evangelistas por la televisión, o van a los servicios de sanidad de la iglesia. Ellos sinceramente oran para que Dios los sane. ¿Qué sucede cuando no son sanados? ¿Qué hace usted entonces?

Le diré lo que yo hago: voy y encuentro por qué ellos no están siendo sanados. Estamos encontrando las razones todos los días.

¿Cree usted que el temor es pecado? Yo trato las alergias, simples y múltiples. A las personas con alergias les digo esto: "Cuándo los espías entraron en la tierra prometida, ¿de qué estaba llena la tierra? Productos lácteos, azúcar y trigo".

Y les contaron diciendo: Nosotros llegamos a la tierra a la cual nos enviaste, la que ciertamente fluye leche y miel; y este **es** *el fruto de ella.* Números 13:27 (énfasis del autor)

Es hora de recuperar tus productos lácteos, tu azúcar y tu trigo (granos). La Palabra de Dios nos dice que no hay nada malo en sí mismo (incluyendo la comida), pero todas las cosas tomadas con agradecimiento son santificadas con oración y la Palabra de Dios. No hay nada malo en sí mismo.

Cuando leí Génesis 1:31 que decía que Dios creó todas las cosas. Él no dijo que su creación solamente era "buena". Él dijo que era "buena en gran manera".

Hay muchas personas que eran alérgicos a los alimentos, pero ahora están comiendo con normalidad, sin ninguna reacción o problemas y llevan vidas normales. **¿Sería eso** *un camino más excelente?*

El corazón alegre constituye buen remedio... Proverbios 17:22

Nuestro nivel de éxito en ciertas enfermedades es tan extraordinario que desafía la imaginación. Con frecuencia he recibido llamadas y cartas de personas que han escuchado mis mensajes.

Cuando no logramos una sanidad, ¿qué hacemos? ¿Entraremos en la incredulidad, en la duda, inventaremos una nueva doctrina, reescribiremos la Biblia, nos ocultaremos o nos volveremos ateos? ¡No! Volveremos a Dios y le preguntaremos por qué el diablo todavía nos mantiene cautivos a su voluntad.

En algunas ocasiones usted puede tener dos personas con el mismo pecado e idéntica enfermedad, y el uno es sanado y el otro no. ¿Por qué? Dios no necesariamente lo juzga a usted inmediatamente en su pecado; Él lo juzga a usted por su inclinación hacia el pecado. Es difícil enseñar esto porque si no tiene cuidado, usted abundará en pecado de nuevo.

El rey David fue llamado un hombre con el corazón de Dios. Sin embargo, David había matado a un hombre, fue un adúltero, etc. ¿Qué hacía a David diferente a su predecesor Saúl? Saúl nunca se arrepintió. En Salmos 51 nos dice que David lo hizo.

¿Cuál es el factor determinante para mover la mano de Dios? ¿Tu ausencia de pecado o tu actitud hacia el pecado? Seré muy honesto contigo, histórica y bíblicamente, parece que incluso si todavía estás en tu pecado, si tienes un odio hacia el pecado, Dios te juzga según la rectitud de tu corazón hacia Él. A partir del odio perfecto hacia el pecado, Dios comienza a tratar contigo para que puedas resistir mejor el pecado y así eliminar el tormento y la lucha, y eventualmente lograr tu libertad del pecado.

¿CÓMO CORREGIMOS UN ERROR CUANDO LA PERSONA ESTÁ MUERTA?

Mucha gente está atada por la enfermedad debido a sus asuntos no resueltos con personas que han muerto. ¿Sabe usted cuánta gente tiene amargura contra personas muertas? ¿Cómo puede hacer lo correcto con una persona muerta? Usted no puede. Lo mismo es cierto si usted no sabe dónde está la persona.

Le diré cómo juzga Dios eso. Él lo juzga por medio de su corazón. Si usted tiene algo de su pasado y le es imposible hacer lo correcto con la persona, entonces haga lo correcto con Dios y Él se encargará de eso. Usted ya no tiene que seguir cargando la culpa.

Si alguien mantiene un pecado contra usted, ese es problema de aquella persona, no de usted. Ellos tienen que hacer lo correcto ante Dios, así como usted lo hizo. Si ellos lo hacen o no lo hacen realmente nada tiene que ver con usted, porque usted se presentó solamente ante Dios en integridad de su corazón.

Usted necesita estar en libertad y no con la culpa. Puede haber alguna cosa en su vida como abuso de confianza con alguien, y que ellos ni aun le quieran hablar todavía. Ellos no podrán hacer las paces con usted. Su capacidad para estar libre de esa situación no significa que usted tiene que resolverlo personalmente con ese individuo. Usted puede venir ante Dios. Él obrará con su corazón, pero usted no tiene que haberlo resuelto con alguien para estar libre. Usted tiene que resolverlo ante Dios. Su corazón tiene que hacer el cambio en relación con este asunto.

VICTIMIZACIÓN

¿Cómo honra a sus padres, o a su marido, a su esposa o hijos cuando ellos constantemente lo humillan a usted de alguna manera?

Hay mucha gente que se siente condenada por la Escritura que dice "honra a tu padre y a tu madre".

Honra a tu padre y a tu madre. Mateo 19:19

Usted solamente tiene que honrar a su padre y a su madre, o alguien más, en el grado que ellos honran a Dios. Si usted tiene una madre y un padre que son malos ante Dios, usted no tiene que honrarlos en su maldad. Ahora, tampoco puede tocarlos. Usted no tiene que acompañarlos en sus pecados. Algunas personas me dicen: "Yo no quiero hablar de lo que mi madre o mi padre me hicieron porque eso sería deshonrarlos". No, eso no es deshonrarlos, es definir el mal causado. Usted no tiene que honrar el mal en los padres. No podemos darnos el lujo de predicar un evangelio que produzca codependencia con el mal. Mi definición de codependencia es llamar a lo malo bueno en nombre del amor.

Sin embargo, la primera cosa que usted debe estar en capacidad de hacer es separarlos de su pecado. Usted siempre debe tener un odio perfecto por el mal.

Los que amáis a Jehová, aborreced el mal. Salmos 97:10

¿Qué nos sucede cuando alguien tiene un mal comportamiento con nosotros? Creemos que ellos son malos. Dios miró hacia abajo desde el cielo cuando yo era malo. Él me apartó de mis pecados y del mal, en su mente y en su corazón, y me amó. Él miró el pasado de mis pecados y me amó de todas maneras.

Si dejas a madre y padre, hermano y hermana, casas y tierras por el evangelio y por lo que Dios representa, Dios te dará en esta vida cien veces más madres y padres, hermanos y hermanas, casas y tierras, y en el mundo venidero la vida eterna.

Usted puede seguir amando a sus padres, pero no tiene que ser una víctima por medio del pecado de ellos. Dios no le pidió a nadie, en ninguna parte, ser víctima por alguna razón. Sepárese de la persona o aléjese usted de ella si tiene que hacerlo. Al ser convertidos en víctima, sean hijos, esposos, esposas, yo les llamo a una separación inmediata. Nunca he enviado de regreso una esposa a un esposo abusivo. Dios nos ha llamado a paz, y Él dijo que esto sería posible, tenemos que vivir en paz unos con otros.

> *Si es posible, en cuanto dependa de vosotros, estad en paz con todos los hombres.* Romanos 12:18

La separación de situaciones abusivas es piadosa, no es impía. Puede haber un tiempo, después que usted haya sido santificado y fortalecido en el área de su debilidad, que pueda regresar a la situación y estar bien. Pero usted no tiene que hacer eso hasta que haya sido sanado, y también puede ser que Dios no quiera que usted haga más eso. Eso de regresar prematuramente a un lugar donde usted ha sido debilitado por medio del abuso o víctima de cualquier nivel no es correcto. Primero, usted mismo necesita ser fortalecido y sanado. Entregue al Señor a aquellos que le han hecho mal a usted. Usted no tiene que arreglarlos.

Cuando ministro a niños que han estado sujetos a mal trato, lo peor que yo podría hacer es enviarlos devuelta a un padre abusivo. Mi posición es que toda victima debe ser alejada inmediatamente hasta que alguien decida dónde está su tesoro.

Porque donde está vuestro tesoro, allí estará también vuestro corazón. Lucas 12:34

Si Dios nos hizo capaces de controlar el mal, entonces disfrutémoslo. Tendríamos que disfrutar el homicidio, las disensiones y los celos. La razón por las que las conductas y situaciones malas lastiman tanto es porque Él no nos creó para ser víctimas.

Como pastor de nuestra iglesia, al tratar con el abuso en el matrimonio les digo a las parejas que deben estar juntos o separarse, porque todo lo demás es un fraude y pecado. Sea caliente o frío, pero no permanezca allí si solamente es tibio. El Señor dijo algo de su iglesia y su relación con ella como su esposa.

Yo conozco tus obras, que ni eres frío ni caliente. ¡Ojalá fueses frío o caliente! Pero por cuanto eres frío, y no frío ni caliente, te vomitaré de mi boca. Apocalipsis 3:15-16

No estoy justificando el divorcio; tampoco estoy justificando el fraude. Estoy contra el fraude. El matrimonio es una unión sacramental, o es un fraude. Dios nos ha llamado a la verdad, no a relaciones fraudulentas.

Yo enseño los "Diez Mandamientos de las relaciones exitosas". Su relación con Dios y con los demás debería ser de esta manera:

1. Comunicarse
2. Comunicarse
3. Comunicarse
4. Comunicarse
5. Arrepentirse
6. Comunicarse
7. Comunicarse
8. Comunicarse
9. Comunicarse
10. Arrepentirse

Si nosotros hiciéramos esto con Dios y con cada uno de los demás pondríamos el mundo al revés, comenzando primero con nuestras propias vidas, luego nuestras familias y después con nuestras iglesias, en nuestros gobiernos, nuestras sociedades y entonces el mundo.

EL TEMOR PUEDE CONTROLAR NUESTROS PENSAMIENTOS, TANTO EN EL ESPÍRITU COMO EN EL ALMA

Hemos sido llamados a salir de las tinieblas. Hemos sido llamados a salir del ocultismo. Hemos sido llamados a salir de eso y entrar en el nuevo nacimiento. Hemos sido redimidos por medio de la sangre derramada por nuestro Señor Jesucristo. Como puede ver, nuestros enemigos no son la carne y la sangre; nuestros enemigos no son los rusos o los chinos. Dios ama a los rusos y a los chinos. Nuestros enemigos son Satanás y sus seguidores caídos: principados, potestades, huestes de maldad en las regiones celestiales, y los gobernantes de las tinieblas de este mundo.

2 Timoteo 1:7 dice que Dios no nos ha dado espíritu de cobardía. Hay un temor normal que Dios nos ha dado para que no juguemos en el tráfico o saltemos un risco creyendo que podemos volar. Hay una *lucha* normal que Dios ha desarrollado en nosotros.

¡Usted necesita despertar y decir "Voy a derrotar a la cobardía en mi vida"! Ese es mi enemigo. Voy a derrotar el fanatismo en mi vida porque ese es mi enemigo. Voy a derrotar al odio de mí mismo en mi vida porque ese es mi enemigo. Voy a derrotar la ira en mi vida porque ese es mi enemigo. Estos son poderes que responden a Satanás y lo sirven.

Si yo estoy alrededor de alguien que tiene violencia, no les digo que paren la violencia; porque no podrían detenerse si trataran. Cuando estoy cerca de personas como esas, yo quiero encontrar lo que sucedió. ¿Dónde está esa raíz? Si yo puedo conseguir en usted una recta espiritualidad, entonces su mente la captará.

¿Cuántos de ustedes recuerdan los pensamientos equivocados de su pasado? No le estoy pidiendo que piense en ello. Cuando usted nació de nuevo y su corazón se abrió a Dios y tuvo una nueva vida y la Palabra de Dios vino para traerle a usted la mente y la voluntad de Dios a su vida, ¿fue usted capaz de recordar todavía sus pensamientos ateístas? Nosotros no perdemos la memoria de eso. No. No la perdemos porque es parte de nuestra alma.

¿Sabe que el enemigo quiere utilizarlo a usted como un medio de expresión? ¿No le asusta eso? ¿Sabía usted que muchas personas sirven de canales para el diablo y que no lo saben? Cuando usted odia a su hermano, está sirviendo de canal para el diablo. Cuando calumnia a su hermano, usted es un oráculo para Satanás. No siempre se nos enseñó eso, ¿no es así? Es por esto que su mente necesita ser renovada por el lavamiento del agua de la Palabra.

Y renovaos en el espíritu de vuestra mente. Efesios 4:23

Pero también se nos enseña que debemos ponernos la mente de Cristo.

Porque ¿quién conoció la mente del Señor? ¿Quién le instruirá? Más nosotros tenemos la mente de Cristo. 1 Corintios 2:16

¿Qué piensa usted que es eso? ¿Vamos a levantarnos y a sacar las células del cerebro de Dios y ponerlas en nuestra cabeza? No. Esto significa que vamos a conocer la voluntad del Padre y la Palabra de Dios; hasta entonces seremos capaces de conformarnos a su naturaleza y a su imagen, por lo que, cuando pensamos, es como si Él pensara; cuando hablamos, es como si Él hablara; y cuando actuamos, es como si Él actuara.

Porque cual es su pensamiento en su corazón, tal es él.
Proverbios 23:7

ENFOQUE EN LAS NORMAS BÍBLICAS DE LA SANIDAD

Encontramos en el Antiguo y Nuevo Testamentos que es la voluntad de Dios que prosperemos en espíritu, alma y cuerpo. Se nos ha dado una visión sobre la realidad de las raíces espirituales. Hemos establecido un fundamento para nuestro pensamiento acerca del espíritu y el alma y cómo afecta a nuestra existencia fisiológica.

Trato con la enfermedad que tiene raíz espiritual con varias manifestaciones psicológicas y fisiológicas. Trato con las más de 600 etiologías (causas de la enfermedad) de las llamadas enfermedades incurables en los Estados Unidos y el mundo.

Dios y yo hemos tomado esa palabra "incurable" y formulamos lo siguiente: *Cuando dice incurable, usted ha hecho al diablo más grande que Dios.* Como ministro, yo mismo no puedo decir eso. Creo que todas las cosas son posibles. *Creo que la humanidad se ha enfermado porque nos hemos separado de Dios y su Palabra y le hemos fallado al desobedecerlo.*

Creo que toda enfermedad que tiene raíz espiritual es el resultado de una falta de santificación en nuestras vidas como hombres y mujeres de Dios. Creo que toda sanidad de enfermedad o prevención es el proceso de ser santificado de nuevo.

Creo que existe una conexión entre el pecado y la enfermedad. Deuteronomio 28 lo dice así. La desobediencia a Dios y su Palabra y no permanecer en el pacto con Él abrirá la puerta a la maldición. En Deuteronomio 28, en la sección sobre las maldiciones, encontramos toda clase de enfermedades. Cuando los hombres obedecen a Dios y su Palabra, en el pacto con Él como sus hijos, encontramos las bendiciones y no encontramos ni una enfermedad enlistada. *Considero que toda enfermedad debe ser una maldición y no una bendición. Considero que toda ausencia de enfermedad debe ser una bendición.* Elija este día qué quiere tener, bendiciones o maldiciones, la vida o la muerte (Deuteronomio 30:19-20).

> *A los cielos y la tierra llamo por testigos hoy contra vosotros, que os he puesto delante la vida y la muerte, la bendición y la maldición; escoge, pues, la vida, para que vivas tú y tu descendencia; amando a Jehová tu Dios, atendiendo a su voz, y siguiéndole a él; porque él es vida para ti, y prolongación de tus días; a fin de que habites sobre la tierra que juró Jehová tus padres, Abraham, Isaac, y Jacob, que les había de dar.*
>
> Deuteronomio 30:19-20

Con relación al perdón de pecados y sanidad de enfermedades, en Salmos dice:

Él es quien perdona todas tus iniquidades, el que sana todas tus dolencias. Salmos 103:3

En un solo versículo hemos sido perdonados de pecado y sanados de enfermedades, todo a la misma vez. Justamente aquí es donde tenemos la conexión entre el pecado y la sanidad. Jesús había sanado a alguien y dijo esto:

Después le halló Jesús en el templo, y le dijo: Mira, has sido sanado; no peques más, para que no te venga alguna cosa peor. Juan 5:14

Justo aquí, con solo tres pasajes, veo una relación directa entre la falta de santificación, la enfermedad y el pecado. Muchos del cuerpo de la Iglesia hoy están tratando de recibir de Dios por medio de oraciones y peticiones; sin embargo, no están en comunión, no están en obediencia.

Si me amáis, guardad mis mandamientos. Juan 14:15

Usted necesita comunión con el Padre; comunión con la Palabra (que es el Hijo); y comunión con el Espíritu Santo, que es lo que Dios desea.

En aquel día no me preguntaréis nada. De cierto, de cierto os digo, que todo cuanto pidiereis al Padre en mi nombre, os lo dará.
Juan 16:23-24

Jesús también les dijo: *Hasta ahora nada habéis pedido en mi nombre; pedid, y recibiréis, para que vuestro gozo sea cumplido [...] y no os digo que yo rogaré al Padre por vosotros.* Y en una ocasión los discípulos le dijeron: *Enséñanos a orar,* y Jesús les dijo: *Cuando oréis, decid:*

Padre nuestro que estás en los cielos... Mateo 6:9

La petición se hace al Padre en el nombre del Señor Jesucristo.

Sin embargo, la Iglesia no parece estar dando muchas respuestas. Esta es una declaración del problema. Yo no veo una Iglesia sana tratando de salvar a un mundo enfermo. Lo que veo es a una Iglesia enferma tratando de salvarse a sí misma. Debería ser una Iglesia sana tratando de salvar a un mundo enfermo. Esto es lo que yo veo en las Escrituras.

Restablezca su comunión con Dios, y usted estará en adoración. Cuando la comunión y la adoración estén en su lugar y venga ante Dios en el nombre del Señor, usted va a recibir su atención. Eso no le costará nada.

CONOCIENDO LA PALABRA DE DIOS

El problema más grande que yo encuentro en la Iglesia cristiana es que los cristianos no conocen la Palabra de Dios.

> *Procura con diligencia presentarse a Dios aprobado, como obrero que no tiene de qué avergonzarse, que usa bien la palabra de verdad.*
>
> 2 Timoteo 2:15

Esto viene de sentarse a meditar en la Palabra y permitir que Dios le hable. Estudie por usted mismo las Escrituras, no se deje llevar por nuevas doctrinas o ideologías que vienen después.

Cuando por primera vez volví a Dios, me sentaba todas las mañanas a las 6:00 hasta las 7:30 de la mañana antes de salir a mi negocio. Semana tras semana, mes tras mes, durante una hora y media profundizaba en la Palabra. Después de meses de estudio, la Biblia estalló para mí de tapa a tapa. Así es cuando usted empieza. Esa es la voluntad de Dios y esa es la Palabra de Dios, y si usted la mezcla con la fe y la toma en su corazón, nunca será el mismo. Cambiará su vida, la vida de su familia, su ciudad, su iglesia y su mundo.

La mayoría de las enfermedades mentales que hemos identificado hoy en la humanidad son el resultado de la separación de la Palabra de Dios. Cuando seguimos otras vías de pensamientos, otros dioses y otros líderes espirituales que no son puestos por Dios, ordenados por Dios, en el pacto con Dios, ungidos por Dios o establecidos por Dios, entonces hemos abierto nuestros espíritus a las fuerzas que son designadas para robar nuestra fe y nos traen tormento.

TODO TEMOR O COBARDÍA PROVIENE DE NO CONFIAR EN DIOS Y EN SU PALABRA.

La Palabra dice:

Por nada estéis afanosos, sino sean conocidas vuestras peticiones delante de Dios en toda oración y ruego, con acción de gracias.
Filipenses 4:6

Así que, no os afanéis por el día de mañana, porque el día de mañana traerá su afán. Basta a cada día su propio mal. Mateo 6:34

Estamos tan ocupados arrastrando el pasado con nosotros y proyectándolo al futuro, que nos olvidamos de ocuparnos del presente.

Si nuestras mentes, espíritus y almas están llenas de cobardía y confusión, estaremos preocupados con arrastrar lo viejo alrededor nuestro y proyectándolo al futuro. Por eso es que necesitamos Prozac, Valium y pastillas para dormir. Por eso es que tenemos úlceras.

Olvide el pasado; olvide el futuro.

¡PERMITA QUE DIOS SEA DIOS EN SU VIDA HOY!

Así que, no os afanéis por el día de mañana, porque el día de mañana traerá su afán. Basta a cada día su propio mal. Mateo 6:34

Asegúrese de estar todo el tiempo en el reino correcto.

2

ENFERMEDADES CON RAÍCES ESPIRITUALES

Las enfermedades con raíces espirituales son el resultado de la separación en tres niveles:

1. Separación de Dios, su Palabra y su amor.
2. Separación de usted mismo.
3. Separación de los demás.

1. SEPARACIÓN DE DIOS, SU PALABRA Y SU AMOR

La humanidad está enferma porque ante todo estamos separados de Dios, su Palabra y su amor, y eso incluye a los miembros de su iglesia. ¿Sabe usted a cuántos de los maravillosos santos creyentes a quienes les hablo no están seguros de que Dios los ama? Ellos tienen un padre terrenal que no representa a Dios el Padre en sus vidas; y Dios el Padre ahora es por asociación culpable.

La religión enseña que Dios el Padre está sentado en el trono con cerrojos relampagueantes esperando golpearle hasta la muerte si usted es malo hoy. Pero eso no es lo que yo leo en la Escritura. Nuestro Dios es un Dios amoroso que dice que Él es amor.

Y nosotros hemos conocido y creído el amor que Dios tiene para con nosotros. Dios es amor; y el que permanece en amor, permanece en Dios, y Dios en él. 1 Juan 4:16

Y...

Porque de tal manera amó Dios al mundo, que ha dado a su Hijo unigénito, para que todo aquel que en él cree, no se pierda, más tenga vida eterna. Juan 3:16

Jesús dijo: si ustedes me han visto, han visto al Padre.

Respondió entonces Jesús, y les dijo: De cierto, de cierto os digo: No puede el Hijo hacer nada por sí mismo, sino lo que ve hacer al Padre; porque todo lo que el Padre hace, también lo hace el Hijo igualmente. Juan 5:19

Jesús le dijo: ¿Tanto tiempo hace que estoy con vosotros, y no me has conocido, Felipe? El que me ha visto a mí, ha visto al Padre; ¿cómo, pues, dices tú: Muéstranos al Padre? Juan 14:9

Me gusta reírme un poco de la religión. Me gustan las relaciones, pero para mí la religión es una homicida. Trato de llevar a la gente a ese lugar de la sanidad, a ese lugar de recibir. Como usted puede ver, la sanidad no procede de Jesús, procede del Padre. Jesús dijo:

Yo hablo lo que he visto cerca del Padre; y vosotros hacéis lo que habéis oído cerca de vuestro padre. Juan 8:38

No puedo yo hacer nada por mí mismo; según oigo, así juzgo; y mi juicio es justo, porque no busco mi voluntad, sino la voluntad del que me envió, la del Padre. Juan 5:30

Quisiera tumbar a puntapiés aquellos rótulos en las iglesias que dicen "Jesús es el Señor". Me pregunto, ¿qué le pasó al Padre? ¿No es Él el Señor? La oración del Padre nuestro dice: *Padre nuestro que estás en los cielos* (Mateo 6:9-13).

Vosotros, pues, oraréis así: Padre nuestro que estás en los cielos, santificado sea tu nombre. Venga tu reino. Hágase tu voluntad, como en el cielo, así también en la tierra. El pan nuestro de cada día, dánoslo hoy. Y perdónanos nuestras deudas, como también nosotros perdonamos a nuestros deudores. Y no nos metas en tentación, mas líbranos del mal; porque tuyo es el reino, y el poder, y la gloria, por todos los siglos. Amén. Mateo 6:9-13

Me gusta ver estos rótulos "Jesús es el Señor", pero me gusta ver "El Padre es el Señor" encima de estos rótulos. Jesús dijo: *El Padre mayor es que yo* (Juan 14:28).

Yo y el Padre uno somos. Juan 10:30

Habéis oído que yo os he dicho: Voy, y vengo a vosotros. Si me amarais, os habríais regocijado, porque he dicho que voy al Padre; porque el Padre mayor es que yo. Juan 14:28

La orden de la Deidad y el gobierno de Dios es primero, el Padre; segundo, la Palabra que vino en carne como Jesús; y tercero, el Espíritu Santo.

2. SEPARACIÓN DE USTED MISMO

¿Sabe usted cuántas personas no se quieren a sí mismas? ¿Sabe usted cuántas personas luchan con el autoodio, la baja autoestima y la culpa? Es una plaga masiva. ¿Cómo no se puede amar usted mismo si Dios lo ama a usted? Él es más grande que usted. Él, que es mucho más grande y santo que todos, Dios el Padre, dice que lo ama a usted. ¿Bajo qué evangelio tenemos la audacia de decir que no nos amamos a nosotros mismos? Si así lo hacemos, estamos en oposición con Dios. Nosotros mismos hacemos un dios de nosotros. Negamos su declaración de amor y nos abrimos al enemigo para que esté de acuerdo con nosotros. En vez de oír que Dios le hable por medio de su Palabra y por el Espíritu Santo, diciéndole que es amado y que "está bien", usted va a oír esta voz que viene a su mente a decirle cuán ruin o estúpido e indigno es usted.

En este ministerio tratamos muchas enfermedades autoinmunes: lupus, enfermedad de Crohn, diabetes (tipo 1), artritis reumatoide y esclerosis múltiple, por nombrar algunas. Todas las enfermedades autoinmunes tienen una raíz espiritual de odio a uno mismo, amargura y culpa. La diabetes puede ser derrotada. El lupus y la artritis reumatoide pueden ser derrotadas. Todas las enfermedades autoinmunes se pueden vencer o prevenir.

¿Sabe que es lo que me irrita realmente? Cuando alguien dice: "Eso es incurable, de todas maneras iba a morir". ¿Sabe usted qué hace eso en mi espíritu? Me pongo muy triste. Eso significa para mí que dicha persona cree que Satanás y la muerte son más grandes que Dios y que el Señor Jesús y su Palabra. No estoy de acuerdo.

¿Piensa usted que Dios necesita darle una enfermedad para llevarlo al cielo? ¿Por qué nos hemos acostumbrado tanto a esta clase de pensamiento de que tenemos que morir y movernos hacia la gloria por causa de una enfermedad? ¡Creo que nos han engañado! ¡Pienso que hemos estado embrujados! ¡Creo que estamos siguiendo otro evangelio! ¿De dónde vino la eutanasia?

En Salmos 90, Dios, por medio de Moisés, profetizó que su vida debe durar 70 u 80 años. Cualquier cosa menos que eso es una maldición.

> *Los días de nuestra edad son setenta años; y si en los más robustos son ochenta años, con todo, su fortaleza es molestia y trabajo, porque pronto pasan, y volamos. ¿Quién conoce el poder de tu ira, y tu indignación según que debes ser temido? Enséñanos de tal modo a contar nuestros días, que traigamos al corazón sabiduría.*
>
> Salmos 90:10-12

¿De dónde vino el término "retiro"? ¡Moisés era de 80 años antes de comenzar su ministerio!

3. SEPARACIÓN DE LOS DEMÁS

La separación abre las puertas a las enfermedades de raíces de espirituales. La falta de perdón, o la amargura hacia los demás, contribuyen a la separación.

Cuando piensa en alguien que se ha equivocado con usted, ¿lo siente usted en la boca del estómago? Necesitamos comenzar a fijarnos en esos sonidos de alto octanaje. Siempre recordará a ese individuo y lo que le hizo a usted, pero no tiene que llevar los pensamientos de odio o de amargura. Si verdaderamente los ha perdonado de corazón, estos pensamientos se irán. Usted continuará con la memoria; pero Dios sanará el dolor para que tenga victoria sobre la situación. Usted no necesita arruinar su vida.

NO SOLAMENTE ESTAMOS DE ACUERDO CON LA SANIDAD, SINO TAMBIÉN CON LA PREVENCIÓN DE LA ENFERMEDAD.

¿Le gustaría evitar ciertas enfermedades en su vida? La revista *Newsweek* (24 de septiembre de 1990), dice: "El futuro de la medicina no yace en el tratamiento de la enfermedad, sino en la prevención de la misma".

Los **árboles genealógicos** son herramientas de diagnóstico muy importantes. Los problemas de conducta y salud tienden a repetirse en la familia. Nosotros vemos patrones que se repiten de madres y padres a sus hijos. Esto es verdad tanto en lo biológico como en la enfermedad espiritual. Éxodo 20 enseña sobre los pecados de los padres que pasan a la tercera y cuarta generación. Los psicólogos también han observado ciertas características de personalidad y de conducta, tales como rabietas, iras y molestias que pueden pasar a la siguiente generación.

> *No te inclinarás a ellas, ni las honrarás; porque yo soy Jehová tu Dios, fuerte, celoso, que visito la maldad de los padres sobre los hijos hasta la tercera y cuarta generación de los que me aborrecen.*
>
> Éxodo 20:5

No te inclinarás a ellas ni las servirás; porque yo soy Jehová tu Dios, fuerte, celoso, que visito la maldad de los padres sobre los hijos hasta la tercera y cuarta generación de los que me aborrecen.

Deuteronomio 5:9

¿Le gustaría a usted prevenir la enfermedad en sus hijos? ¿Cree que sea posible? Ese sería *un camino más excelente.*

Cuando me involucro con personas que están por casarse, tomo el árbol genealógico de ambos lados para ver lo que ellos traen en el paquete familiar. Si no tratamos con lo que ha pasado en el árbol genealógico, y si no tratamos con lo que hay en sus vidas, sus hijos heredarán sus maldiciones.

Si queremos hacer algo por nuestros hijos, vayamos ante Dios y entreguemos nuestras vidas por completo, de esta manera rompemos el poder del pecado para que las enfermedades genéticamente heredadas no existan más. A nivel nacional, en nuestro ministerio hemos documentado evidencias de cambios de códigos genéticos. Cuando una enfermedad era diagnosticada por medio de la investigación de un oncólogo, después de ministrar y sanar, el modelo genético había cambiado y esta persona ya no podía volver a tener esa enfermedad específica. ¿Cree usted que eso sea posible?

¿Vamos a continuar nosotros en este tobogán de generación en generación y no vamos a hacer nada sobre eso? Busque entre sus familiares y verá algunas de las mismas enfermedades, rasgos de personalidad y características de relaciones repitiéndose: madres e hijas que no marchan bien, padres e hijos peleando uno contra el otro. Relaciones rotas de alguna clase son lo común hasta que alguien dice "Basta", y rompe el ciclo.

En un artículo de *USA Today,* a cierta cantidad de mujeres se les preguntó: "¿A dónde va usted cuando se enferma? ¿A quién llama?". Casi la mitad de las mujeres dijeron que el doctor es el recurso principal de salud e información del cuidado de la salud. La otra mitad reportaron como sigue:

- El 24 % de todas las mujeres aprenden de sus problemas y soluciones de revistas y periódicos;
- 7 % de la TV y la radio;

- 5 % de los parientes y amigos;
- 5 % de libros de autoayuda;
- 4 % de cursos en escuelas; y
- 2 % de un farmacéutico.

Ni una fracción de un porcentaje mencionó que procede del pastor, la iglesia, la Biblia o Dios. Sin embargo, Dios es el Creador. Él es nuestro Salvador. Él es nuestro sanador y libertador. Sí, Él nos creó, ¡Él sabe lo que hay malo en nosotros! ¿Nos atreveríamos a ir allí a pedirle que revele eso a sus hijos? Yo lo he hecho. Soy lo suficientemente tonto (o lo suficientemente inteligente) para creer que Él me responderá.

No estoy en contra de los médicos, pero creo que en nuestra ignorancia y en nuestra separación de Dios hemos pedido a la comunidad médica hacer algo para lo que ellos no están calificados: pastorearnos y tratar con asuntos espirituales. No encuentro por ninguna parte en las Escrituras, especialmente en Efesios 4, donde un doctor o un psicólogo sea considerado un don del Señor Jesús para guiarnos.

> *Por lo cual dice: Subiendo a lo alto, llevó cautiva la cautividad. Y dio dones a los hombres.* Efesios 4:8

> *Y él mismo constituyó a unos, apóstoles; a otros, profetas; a otros, evangelistas; a otros, pastores y maestros.* Efesios 4:11

He encontrado los cinco dobles ministerios mencionados que incluyen apóstoles, profetas, evangelistas, pastores y maestros como un don del cuerpo, pero no encontré doctores o psicólogos.

> *Vosotros, pues, sois el cuerpo de Cristo, y miembros cada uno en particular. Y a unos puso Dios en la iglesia, primeramente apóstoles, luego profetas, lo tercero maestros, luego los que hacen milagros, después los que sanan, los que ayudan, los que administran, los que tienen don de lenguas.* 1 Corintios 12:27-28

Los psicólogos se han convertido en los pastores de los Estados Unidos, pero Dios no los ha ordenado para eso. Le hemos pedido a nuestra comunidad médica que sean nuestros sanadores de enfermedades con raíces espirituales, pero ellos no están calificados. Por eso es que la medicina alopática está fallando. La comunidad médica no conoce la etiología (causa) de más del 80 % de todas las enfermedades. Si ellos no conocen la causa, ¿cómo van a curar la enfermedad? No pueden. Lo mejor que pueden hacer es controlar un poco la enfermedad, a menudo con medicinas que tienen terribles efectos secundarios.

Debido a que la Iglesia ha fallado en esta área, la gente se va por el control alternativo de las enfermedades en la modalidad de la Nueva Era. La Iglesia está empezando a regresar a la Iglesia, y la Iglesia debería tener la respuesta.

Dirijo un ministerio que tiene personas de costa a costa y de todo el mundo que vienen para ayudar. El 45 % de las personas que buscan ayuda no pertenecen a ninguna iglesia y no son salvos. Los tengo en la puerta trasera preguntando: "Pastor, ¿me puede ayudar?". El mundo le está dando vuelta a la esquina y están regresando a Dios, sin embargo, la Iglesia le está dando vuelta a la esquina, alejándose de Dios. *Por tanto, pienso que es tiempo de dejar que Dios sea Dios en nuestro medio, con entendimiento y discernimiento.*

En nuestro folleto del ministerio hay una declaración que vale la pena repetirla:

> *La verdadera etiología de muchas enfermedades revela una dimensión espiritual que a menudo se pasa por alto. Esta dimensión, en la mayoría de los casos, no es abordada por los afectados, sus proveedores de atención médica e incluso sus líderes espirituales.*

¿Qué pensaría usted si yo le pidiera que se hiciera responsable de una raíz espiritual a cambio de ser sanado? ¿Valdría la pena eso? ¿Se atrevería a creer que eso podría suceder? Quiero decirle que la Palabra de Dios dice que Él cuida que su Palabra se realice.

Y me dijo Jehová: Bien has visto; porque yo apresuro mi palabra para ponerla por obra. Jeremías 1:12

NO SIGO SEÑALES Y PRODIGIOS, PERO HE DESCUBIERTO QUE LAS SEÑALES Y LOS PRODIGIOS SIGUEN A LOS QUE CREEN. SI USTED NO CREE, NO SE PREOCUPE POR ESO PORQUE NUNCA SUCEDERÁN, PERO DÉJENOS SOLOS AL RESTO DE NOSOTROS QUE SÍ CREEMOS.

Aprendí algo de Dios: Él nos creó con libre albedrío y no nos va a forzar a que vengamos a Él. Él no va a forzarlo a usted a que nazca de nuevo. No va a forzarlo a que vaya al cielo. Va a tratar con usted, pero usted tiene que hacer lo que le corresponde.

¿Conoce usted a personas que no nacen de nuevo en contra de su voluntad? Somos tercos como la mula. No puedo hacer que usted haga cualquier cosa en contra de su voluntad. Me rechazaría; usted no lo podría soportar. Dios tampoco querría que lo haga.

Si yo pudiera sembrar semilla en su vida que Dios pueda usar alguna vez en el futuro eterno para darle a usted una mejor vida, ¿tendría valor eso? Más adelante en esta enseñanza, analizaré muchas enfermedades y le diré por qué las personas las padecen y lo que tiene que hacer para mover la mano de Dios y ser sanado.

Una dama judía de Nueva Jersey fue sanada antes de ser salvada. ¿Puede sanar Dios a gente que no ha nacido de nuevo? ¿Tiene usted que nacer de nuevo antes de que Él lo sane? He encontrado que Dios sana a personas que no han nacido de nuevo. Sin embargo, cuando ellos han sido sanados, ¡de seguro han nacido de nuevo!

Otra encantadora dama judía, también procedente de Nueva Jersey, tenía síndrome de fatiga crónica, sensibilidad a campos electromagnéticos y enfermedades ambientales. Ni siquiera podía vivir en su casa. Era alérgica al calor, a la electricidad, no podía leer un libro y no podía tener un foco de luz encendido. Ella supo de alguien que había sido sanado. Entonces me llamó:

—Pastor, quiero ir a Georgia y quiero que usted me sane.

—Oh, yo no sano a nadie, Dios es el que lo hace.

—¿Tiene que hablarme de Jesús si yo llego allí?

—No. No tenemos que hablar de Jesús.

—Pero usted es un cristiano.

—Usted es judía, así que hablaremos del Dios de Abraham, de Isaac y de Jacob. ¿Le parece bien?

—¡Seguro que sí!

—Él es el mismo que usted conoce. Le hablaré del Dios de Abraham, de Isaac y de Jacob y oraré por usted en el nombre de Abraham, de Isaac y de Jacob. ¿Podría yo orar por usted en el nombre del Señor? ¿Podría usted aceptar eso?

—Suena muy bonito, pero ¿tengo yo que aceptar a Jesús? Dice usted que no sana a nadie. Si yo soy sanada, y es este Jesús el que lo hace, ¿tengo que aceptarlo si soy sanada por Él?

—No. Pero sería bueno considerarlo porque Él es el Único que lo hace.

Por los siguientes cuatro meses no discutimos su enfermedad. Era algo doloroso en verdad. Vino a mi oficina y me preguntó: "¿Pastor, de qué vamos a hablar hoy?". "Del Dios de Abraham, de Isaac y de Jacob. Vamos a la Torá, vamos a Isaías, vamos a Jeremías", le dije. Durante cuatro meses, estuve revelándole la identidad del Dios de Israel, el Mesías prometido que vino en carne a morir por ella. Debió comunicarle a su esposo y a su rabino lo que yo le decía a ella, porque trataron de probarme que estaba equivocado. Pero no lo pudieron hacer. Les mostré a ellos la Deidad en la Torá, en Isaías, en los Salmos, la unidad plural de Dios, el *ejad* de Deuteronomio 6:4 y otras cosas más.

Oye, Israel: Jehová nuestro Dios, Jehová uno es.

Deuteronomio 6:4

No pudieron probarme que estaba equivocado.

Un día, finalmente, después de cuatro meses, ella vino y me dijo: "Pastor, solo estoy convencida en un 90 % de que Jesús es el Mesías prometido; sin embargo, estoy 100 % convencida de que Él es Dios y quien vino en la carne. Estoy lista para recibirlo como mi Salvador y mi Señor". La dejé que hiciera la oración de salvación. Tuvimos un tiempo agradable. Ella es una maravillosa dama, y en 60 días ya estaba bien. Después de seis meses de estar en nuestro centro de retiro recibiendo ministración, se fue a casa. Ahora está bien, sanada maravillosamente por su Creador, su Salvador, su Dios y el Padre que lo envió y quien la amó desde la fundación del mundo con amor eterno.

Hubo otra dama judía en Nueva Jersey, de sesenta años, que padecía de osteoporosis avanzada. Contactó a nuestro ministerio a través de nuestra Línea Ministerial Nacional. Existe una osteoporosis por deficiencia de estrógeno debido a la menopausia, y hay osteoporosis que no es menopáusica y que procede de una raíz espiritual. ¿Sabía usted que la Biblia dice que hay una raíz espiritual para la osteoporosis no menopáusica? La envidia y los celos son la causa de los huesos podridos.

El corazón apacible es vida de la carne; más la envidia es carcoma de los huesos. Proverbios 14:30

¿Piensa usted que hay una conexión y una raíz espiritual?

Nuestro ministerio es reconocido a nivel nacional en la sanidad de SQSM/EA (Síndrome Químico de Sensibilidad Múltiple o Enfermedad Ambiental; MCS/EI por sus siglas en inglés) porque atendemos a la Palabra de Dios. Nuestro éxito en la sanidad de esta enfermedad de costa a costa y en todo el mundo no tiene igual. No deseo sonar presuntuoso. No. Solo quiero que usted sepa cómo nuestro maravilloso Dios ha hecho esto.

Estaba volando a través de los Estados Unidos para ver a una persona que tenía SQSM/EA. En ese tiempo yo no sabía nada de la enfermedad. Dicha persona me dijo que el pesticida le había destruido el sistema inmunológico, y que por eso la alergia se le desarrolló. Yo no sabía; pensé que podía ser cierto. Estaba sentado en el avión con mi Biblia, hablándole a Dios.

Le dije: *Señor, háblame. Aquí estoy, volando a través de los Estados Unidos para ver a una persona que no conozco. Yo no los conozco, y ellos esperan que tú los sanes de una enfermedad de la que yo no sé nada.* Tuve que decirle a este individuo: "Te voy a dar diez días de mi vida para ver lo que Dios hará. Te voy a decir lo que voy a hacer. Volaré a través de los Estados Unidos. Iré para ver lo que Dios hará". Mientras yo leía en mi Biblia, en Proverbios 17:22 estaba la respuesta de Dios para la enfermedad de SQSM/EA.

> *El corazón alegre constituye buen remedio; más el espíritu triste seca los huesos.* Proverbios 17:22

¿Sabía usted que la risa puede fortalecer el sistema inmune? Se ha documentado que la risa hace que el cuerpo produzca las células T y células asesinas.

Me fijé en ese versículo de Proverbios 17:22 y de repente toda la luz vino. *Espera un minuto; ¡un espíritu triste seca los huesos! Huesos, huesos, ¿qué hay en los huesos? No podía ser la osteoporosis, era demasiado joven, no había diagnóstico. Huesos, sequedad de huesos. Sistema inmunológico.* ¡Eso comenzó a martillar mi mente!

En la universidad yo era uno de los estudiantes de la carrera de medicina, con especialidad en biología, con una materia secundaria en psicología, así que tenía un poco de antecedente en medicina. Espera un minuto... el sistema inmunológico. Esta persona me dijo que su sistema inmunológico débil había sido culpa del pesticida, pero este versículo de la Biblia no decía que el pesticida fuera el culpable del deterioro de su sistema inmunológico. Era el espíritu triste que secaba los huesos o destruía el sistema inmunológico.

Cuando arribé a la casa de este señor, él me preguntó: "¿Le ha mostrado Dios a usted alguna cosa sobre mi enfermedad?". Yo le dije: "No estoy seguro, pero necesito hacerle a usted una pregunta. Me pregunto quién le entristeció su corazón. Me pregunto, ¿quién le dañó a usted su interior tan severamente que ahora tiene un sistema inmunológico deteriorado? Tengo el sentimiento de que los pesticidas y las alergias son solo un derivado.

Hoy hemos encontrado que esto es cierto. No son los olores químicos que causan el SQSM/EA. *El sistema inmunológico está deteriorado por el miedo y la ansiedad sale de un corazón entristecido.* Cuando usted tiene deteriorado el sistema inmunológico, automáticamente usted tiene alergias.

Una dama con osteoporosis de Nueva Jersey no conocía a Dios. Aunque era judía, estaba separada de Dios. Debido a que nos involucramos en su vida, pudimos saber que ella tenía envidia y celos amarrados con alguna amargura que venía de una circunstancia trágica de su vida.

Mi equipo trató por teléfono con ella. Nunca en mi vida me había encontrado con ella; mi equipo tampoco. Durante mucho tiempo gran cantidad de personas en los Estados Unidos se ponen bien a través de nuestro ministerio telefónico o por aplicar los principios de nuestro material de enseñanza.

¿Sabía usted que no hay distancia para el Espíritu? Lo vemos en el relato del centurión, a quien Jesús le dijo: "Iré y sanaré a tu criado". Él le dijo: "No. No. Yo soy hombre con autoridad y les digo a mis siervos vengan acá y hagan esto, y lo hacen. Yo percibo que tú eres hombre con autoridad. Sencillamente di la palabra y mi siervo sanará".

Cuando el centurión regresó a su casa, indagó, y el hombre estaba sano. ¿A qué hora fue esto? Era la misma hora que Jesús había hablado.

> *Entrando Jesús en Capernaum, vino a él un centurión, rogándole, y diciendo: Señor, mi criado está postrado en casa, paralítico, gravemente atormentado. Y Jesús le dijo: Yo iré y le sanaré. Respondió el centurión y dijo: Señor, no soy digno de que entres bajo mi techo; solamente di la palabra, y mi criado sanará. Porque también yo soy hombre bajo autoridad, y tengo bajo mis órdenes soldados; y digo a este: Ve, y va; y al otro: Ven, y viene; y a mi siervo: Haz esto, y lo hace. Al oírlo Jesús, se maravilló, y dijo a los que le seguían: De cierto*

os digo, que ni aun en Israel he hallado tanta fe. Y os digo que vendrán muchos del oriente y del occidente, y se sentarán con Abraham e Isaac y Jacob en el reino de los cielos; mas los hijos del reino serán echados a las tinieblas de afuera; allí será el lloro y el crujir de dientes. Entonces Jesús dijo al centurión: Ve, y como creíste, te sea hecho. Y su criado fue sanado en aquella misma hora. Mateo 8:5-13

¿Qué me mostró eso cuando estaba creciendo en el Señor? Que no hay distancia para el Espíritu. Yo puedo ministrar la mayor parte del tiempo por teléfono, así como personalmente, pero no siempre. ¿No es eso maravilloso?

Lo que hace significativamente increíble este testimonio es que ella estaba usando prednisona (un esteroide de hidrocarbono). Usted no tiene ninguna oportunidad de derrotar la osteoporosis mientras está usando prednisona, porque evita que la densidad del hueso aumente como efecto secundario. Ella todavía tomaba la medicina cuando regresó donde su doctor para la prueba anual. Tengo en mis archivos la documentación de su médico de esta sanidad y que está documentada por la comunidad médica. Ella tenía 60 años y padecía osteoporosis progresiva. Contrajo esta enfermedad cuando tenía 30 años y a los 40 la osteoporosis estaba en su etapa avanzada. Le hicieron examen de huesos y las pruebas. Cuando ella llegó a ver los resultados, su médico le dijo esto: "No sé lo que ha pasado con usted. He estado en este negocio por años. He sido su médico por años, y toda la osteoporosis se ha interrumpido. Y no solamente se ha interrumpido, sino que todas las áreas examinadas de sus huesos, la base estructural, usted tiene un aumento del 15 % al 18 % en el aumento de la densidad del hueso. *Usted tiene los huesos de una mujer de 30 años de edad*". En los Salmos se dice que Él renovará nuestra juventud como el águila.

De modo que te rejuvenezcas como el águila. Salmos 103:5

Le sucedió a ella.

Eso es lo que Dios hizo con ella que se alineó con los principios. Usted no puede tener huesos fuertes y tener una raíz espiritual que no concuerda. Recuerde, que yo solo le leí eso de Jeremías. Si nosotros seguimos después lo opuesto de Dios y sus preceptos, entonces traeremos lo opuesto a las bendiciones. Lo opuesto a la bendición es la maldición.

BENDICIONES Y MALDICIONES

En Deuteronomio 28 (leer todo el capítulo) hay una sección completa sobre bendiciones y maldiciones. Dios dijo: *Si* ustedes hacen esto, *entonces* yo haré esto, *pero* si ustedes no lo hacen, entonces todas las maldiciones vendrán sobre ustedes.

> *Y dijo: Si oyeres atentamente la voz de Jehová tu Dios, e hicieres lo recto delante de sus ojos, y dieres oído a sus mandamientos, y guardares todos sus estatutos, ninguna enfermedad de las que envié a los egipcios te enviaré a ti; porque yo soy Jehová tu sanador.*
>
> Éxodo 15:26

(Es importante notar que las maldiciones no provienen de Dios, sino de Satanás).

> *Cuando alguno es tentado, no diga que es tentado de parte de Dios; porque Dios no puede ser tentado por el mal, ni él tienta a nadie.*
>
> Santiago 1:13

Por el lado de las maldiciones viene toda clase de enfermedades (Deuteronomio 28:15-68).

Por el lado de las bendiciones, la Biblia dice esto:

> *Acontecerá que si oyeres atentamente la voz de Jehová tu Dios, para guardar y poner por obra todos sus mandamientos que yo te prescribo hoy, también Jehová tu Dios te exaltará sobre todas las naciones de la tierra. Y vendrán sobre ti todas estas bendiciones, y te alcanzarán, si oyeres la voz de Jehová tu Dios.*
>
> Deuteronomio 28:1-2

Hay condiciones para la sanidad. Usted no la consigue regateando y haciendo demandas. La condición es obedecer a Dios. La obediencia es mejor que el sacrificio.

> *Y Samuel dijo: ¿Se complace Jehová tanto en los holocaustos y víctimas, como en que se obedezca a las palabras de Jehová? Ciertamente el obedecer es mejor que los sacrificios, y el prestar atención que la grosura de los carneros. Porque como pecado de adivinación es la rebelión, y como ídolos e idolatría la obstinación. Por cuanto tú desechaste la palabra de Jehová, él también te ha desechado para que no seas rey.* 1 Samuel 15:22-23

No estoy a favor del legalismo, sino por algo mucho más profundo que el legalismo. Estoy en algo que se llama "cambio de corazón".

Quiero decirle algo: no sirvo a Dios porque tenga que hacerlo; lo sirvo porque quiero hacerlo. No amo a Dios porque tenga que hacerlo; amo a Dios simplemente porque lo amo. No soy obediente a Dios porque le tenga miedo al infierno; lo sirvo a Dios porque quiero ser un hijo obediente. Fui rebelde por muchos años. Soy un pecador que fue salvado por la gracia de Dios. Merecía la muerte, pero Dios eligió otra manera. Soy un hijo pródigo y un hijo agradecido. Sé de dónde he sido rescatado. No voy a volver allá. Usted puede volver si quiere, pero yo no voy a volver con usted. Yo vine de allá. Sé cómo es. No voy a regresar a las maldiciones. Voy por las bendiciones.

Escoja este día para lo que tendrá: bendición o maldición, la vida o la muerte.

> *A los cielos y a la tierra llamo por testigos hoy contra vosotros, que os he puesto delante la vida y la muerte, la bendición y la maldición; escoge, pues, la vida, para que vivas tú y tu descendencia; amando a Jehová tu Dios, atendiendo a su voz, y siguiéndole a él; porque él es vida para ti, y prolongación de tus días; a fin de que habites sobre la tierra que juró Jehová a tus padres, Abraham, Isaac y Jacob, que les había de dar.* Deuteronomio 30:19-20

Es su elección. En Deuteronomio 28 usted encontrará tres palabras claves en la Escritura: Son "si", "entonces" y "pero". Un día dije que iba a predicar un sermón que titularía: "Si, entonces y pero".

LA LIBERTAD REQUIERE RESPONSABILIDAD

Hay una acción que se requiere de nuestra parte para recibir las bendiciones de Dios. *Usted no puede tener su pecado y tener su bendición a la vez (la doctrina de Balaam).*

En las Escrituras, cuando los hijos de Dios cruzaban el Jordán, Josué reunió al pueblo de Dios alrededor de dos montañas: El Monte Gerizim y el Monte Ebal. El Monte Gerizim era el Monte de las Bendiciones; el Monte Ebal era el Monte de las Maldiciones. En Deuteronomio 11:26-29 dice:

> *He aquí yo pongo hoy delante de vosotros la bendición y la maldición: la bendición, si oyereis los mandamientos de Jehová vuestro Dios, que yo os prescribo hoy, y la maldición, si no oyereis los mandamientos de Jehová vuestro Dios, y os apartareis del camino que yo os ordeno hoy, para ir en pos de dioses ajenos que no habéis conocido. Y cuando Jehová tu Dios te haya introducido en la tierra a la cual vas para tomarla, pondrás la bendición sobre el monte Gerizim, y la maldición sobre el monte Ebal...* Deuteronomio 11:26-29

Mientras el pueblo de Dios entró en la promesa, inmediatamente entraron en un lugar de *discernimiento*. ¿Qué era el discernimiento? ¡Elección! Usted va a elegir lo que va a creer. Usted va a elegir el camino que a seguir.

Dios le estaba trayendo una poderosa verdad a su pueblo: "Al obedecerme a mí y mis mandamientos, que es lo mejor para ustedes, las bendiciones están cerca e inmediatas. En caso de que desobedezcan, las maldiciones vendrán de seguro". Dios edificó con esto un tipo de sombra: el hecho de que en su gracia y misericordia Él edificaría en nuestras vidas un tiempo de reflexión, tiempo de estar convencido y tiempo de terminar. Por eso hoy yo estoy edificando en la conciencia preceptos, conceptos, la teología de Dios, para llevarlo a usted a un lugar centrado donde usted mismo se recupere de las artimañas del diablo, no solamente para la sanidad de la enfermedad, sino para prevenirla.

En Deuteronomio 28 hay una cantidad de bendiciones y también una cantidad de maldiciones. *Bajo maldiciones están todos los tipos de enfermedades:* luego dice, y otros tipos de enfermedades no escritas vendrán sobre ti.

> *Asimismo toda enfermedad y toda plaga que no está escrita en el libro de esta ley, Jehová la enviará sobre ti, hasta seas destruido.*
>
> Deuteronomio 28:61

Por cada enfermedad que la medicina alopática cree haber curado, aparecen otras cinco nuevas. ¿Se da cuenta de esto?

Esto es un revoltijo. Este pequeño *Manual Merck*[1] I que yo tengo aquí se hace más grueso cada año, pues cada vez hay más y más nuevas plagas que están surgiendo. *El estudio de las enfermedades es más grande que mi Biblia.* El libro *Fisiopatología: Bases Biológicas para la Enfermedad en Niños y Adultos,*[2] está más grueso que mi Biblia. La *RDM* (*Referencia del Despacho del Médico, PDR por sus siglas en inglés*)[3] sobre medicinas y efectos secundarios es más grande que mi Biblia. Creo que debemos poner atención a esto.

Del lado de las bendiciones en Deuteronomio 28 ni una sola enfermedad se menciona. ¿Considera usted que la enfermedad puede ser una bendición o una maldición? Yo considero que toda enfermedad es una maldición. ¿Por qué? Porque la Biblia lo dice así. *Dice que cuando hay bendición, no hay enfermedad (y cuando hay maldición, se enumeran todo tipo de enfermedades).*

Usted puede decir: "Pastor, yo pensaba que éramos libres del poder del pecado y de la muerte en la cruz. Yo pensaba que Cristo dijo: 'Todo está consumado'". Sí estaba consumado y la pena de la maldición

---

1. *Merck Manual*, 16ta Edición. Rahway, NJ: Merck & Co., 1992.
2. McCance, Kathryn L. y Sue E. Huether. *Pathophysiology: The Biologic Basis for Disease in Adults And Children* (Fisiopatología: Bases Biológicas para la Enfermedad en Niños y Adultos), 5ta Edición. St. Louis, MO: Mosby, 2005.
3. *Physician's Desk Reference* (Referencia del Despacho del Médico), 55ta Edición. Medical Economics Company, 2001.

también fue pagada; pero si usted se llama "cristiano" y aún tiene una enfermedad, usted no ha nacido de nuevo. No he encontrado hoy en los Estados Unidos un solo cristiano que no haya tenido algún tipo de enfermedad de algún grado en su vida. Si todo está consumado, ¿cómo es que tenemos enfermedad?

Yo enseño algo, y esto puede que no sea la posición de usted, que se llama *apropiación* de lo que se hizo en la cruz. Es la única cosa que hace que tenga algún sentido. Se le llama apropiación y fue concedida cuando Cristo murió. Él murió por todos los pecados del mundo. ¿Hizo eso Él? ¿Pagó Él por todos los pecados de una vez y por todos? ¿Están salvos todos? No. Pero todo fue consumado. Si fue consumado, entonces ¿por qué no todos están salvos? *Porque usted tiene que apropiarse de las bendiciones de la cruz por fe.*

De la misma manera es con la sanidad. Solo porque dice que por sus llagas nosotros fuimos curados y que Él llevó el castigo de la maldición, no quiere decir que usted va a mantener su pecado y va a ser libre.

> *Más él herido fue por nuestras rebeliones, molido por nuestros pecados; el castigo de nuestra paz fue sobre él, y por su llaga fuimos nosotros curados.* Isaías 53:5

Si en la conversión fuéramos totalmente libres, entonces ¿por qué tendríamos que ser santificados y por qué escucharíamos al apóstol Pablo hablándonos de la circuncisión del corazón? ¿Por qué nos diría el apóstol Pablo que nos limpiáramos de toda inmundicia de la carne y del espíritu?

> *Así que, amados, puesto que tenemos tales promesas, limpiémonos de toda contaminación de carne y de espíritu, perfeccionando la santidad en el temor de Dios.* 2 Corintios 7:1

Yo solamente hago las preguntas. No conozco cuál sea su caminar con Dios; sin embargo, he aprendido que estoy diariamente elaborando mi propia salvación con temor y temblor.

Por tanto, amados míos, como siempre habéis obedecido, no como en mi presencia solamente, sino mucho más ahora en mi ausencia, ocupaos en vuestra salvación con temor y temblor. Filipenses 2:12

Bendito el Señor; cada día nos colma de beneficios el Dios de nuestra salvación. Selah. Salmos 68:19

Me estoy apropiando de su gracia y misericordia en su Palabra, y por medio de la circuncisión de mi corazón, continúa el proceso. Dios está continuamente cortando la parte de mí y de mi naturaleza que Él no creó desde el principio.

Aquí en Deuteronomio 28 se habla de esterilidad, divorcio, pérdidas de sus vacas y sus cabras, y en el versículo 58 dice: *Si no cuidares de poner por obra todas las palabras de esta ley que están escritas en este libro...* ¿Cómo sabemos cuándo estamos bajo la ley? ¿Cree usted que la naturaleza de Dios ha cambiado? ¿Dice Él de sí mismo: "Yo no cambio?".

Porque yo Jehová no cambio. Malaquías 3:6

¿Vino Cristo a cambiar ciertos aspectos de la ley? Sí. Él lo hizo. Él reescribió ciertos aspectos de la ley relacionados con las normas dietéticas, relacionadas con el sábado, con relación al ojo por ojo y diente por diente. Sin embargo, ¡los principios de justicia nunca cambiaron!

Deuteronomio dice:

Si no cuidares de poner por obra todas las palabras de esta ley que están escritas en este libro, temiendo este nombre glorioso y temible: JEHOVÁ TU DIOS, entonces Jehová aumentará maravillosamente tus plagas y las plagas de tu descendencia, plagas grandes y permanentes, y enfermedades malignas y duraderas; y traerá sobre ti todos los males de Egipto, delante de los cuales temiste, y no te dejarán. Asimismo toda enfermedad y toda plaga que no está escrita en el libro de esta ley, Jehová la enviará sobre ti, hasta que seas destruido. Y quedaréis pocos en número, en lugar de haber sido como las estrellas del cielo en multitud, por cuanto no obedecisteis a la voz de Jehová tu Dios. Así como Jehová se gozaba en haceros bien y en multiplicaros, así se gozará Jehová en arruinaros y en destruiros; y seréis arrancados de sobre la tierra a la cual entráis para tomar posesión de ella. Deuteronomio 28:58-63

¡Ser un hacedor de la Palabra es un principio del Antiguo y del Nuevo Testamentos!

EL PODER DE LA LENGUA

La Biblia enseña que si usted chismea o calumnia a su prójimo, eso es igual que asesinarlo. ¿Sabía usted que asesinar con la lengua es igualmente dañino tanto como si asesinara a alguien con una escopeta? ¿Recuerda el adagio: "Las varas y las piedras pueden romper mis huesos, pero las palabras jamás me dañarán"? Quienquiera que haya escrito eso, se engañaba. Esa persona estaba en negación.

La Biblia dice que las palabras pueden taladrar hasta penetrar el espíritu humano.

Las palabras del chismoso son como bocados suaves, y penetran hasta las entrañas. Proverbios 18:8

Las palabras del chismoso son flechas de destrucción. Hay palabras de muerte o palabras de vida. La Biblia dice que la muerte y la vida están en el poder de la lengua.

La muerte y la vida están en poder de la lengua, y el que la ama comerá de sus frutos. Proverbios 18:21

Tampoco lo estoy bendiciendo o maldiciendo a usted con lo que digo. Ni lo estoy edificando o disminuyéndolo. ¿Todo el mundo siempre lo ha edificado a usted? Pensé que estábamos supuestos a ser de provecho el uno para el otro. Practico ser de provecho para usted, porque lo soy para mi esposa e hijos. Después de practicarlo en casa, vengo a practicarlo con usted.

BENDICIONES Y MALDICIONES GENERACIONALES

PECADOS GENERACIONALES Y ENFERMEDADES GENÉTICAS GENERACIONALES

En Éxodo 20, la Biblia dice que los pecados de los padres pasarán hasta la tercera y cuarta generación.

> *No te inclinarás a ellas, ni las honrarás; porque yo soy Jehová tu Dios, fuerte, celoso, que visito la maldad de los padres sobre los hijos hasta la tercera y cuarta generación de los que me aborrecen.*
>
> Éxodo 20:5

Ese pasaje se convierte en la base espiritual para todas las enfermedades espirituales, biológicas y genéticas.

ÁRBOL GENEALÓGICO DE ABRAHAM

Quiero darle tres historias de árbol genealógico. Usted quedará impresionado, pues adónde voy a ir es al padre fundador de la fe. El padre fundador de la fe judía es Abraham. Usted mismo puede leerlo en Génesis. El padre Abraham fue llamado a salir de Ur de los Caldeos. Dios se le apareció y él fue con Saraí, su media hermana y esposa, y Lot, el hijo de Harán, a Tera (un área de la Turquía actual). Ellos pernoctaron por un corto tiempo, fueron al sur, entraron en la tierra de la promesa, pero hubo una hambruna en el territorio por lo que no podían quedarse allí.

Ellos fueron a Egipto, la tierra del Faraón (Génesis 12). Abram le dijo a Saraí su esposa: "Tú eres la mujer más bella de todo el mundo. Quiero que tú le digas al Faraón que eres mi hermana y yo le voy a decir a él eso mismo. Si le digo que eres mi esposa, entonces él me matará por causa de tu belleza (el nombre de Abram fue más tarde cambiado a Abraham, y el nombre de Saraí cambiado a Sara). Abraham indujo a su esposa a mentir, y él también le mintió al Faraón. La raíz detrás del problema de la gente que miente es *el temor del hombre, temor de ser rechazado y temor de fracasar; pero primeramente está el temor del hombre.*

Cuando usted tiene hijos que mienten, es porque le temen al castigo. La raíz detrás de toda mentira es *el temor del hombre, temor de ser rechazado y temor al castigo*. El padre Abraham tuvo un problema espiritual. Primero que todo, *tuvo temor y fue mentiroso*. Ese es un buen lugar para comenzar. Dios vino y trató con el asunto, y Abram tuvo que arrepentirse. Sin embargo, Abram no entendió el mensaje.

Dejó la tierra de Egipto y se encaminó al norte hacia la tierra de los filisteos, donde Abimelec era el rey (Génesis 20). Vino a la tierra de los filisteos y otra vez le dijo a Saraí que ella era muy hermosa y tenía miedo de perderla. Entonces él le dijo: "Abimelec es un rey pagano, por tanto, hay que decirle que tú eres mi hermana". La misma mentira que le dijo al Faraón, se la dijo a Abimelec. Se metió en problemas de nuevo. Tuvo que arrepentirse de nuevo. Ahora tenemos a Abraham atrapado en una doble mentira. No aprendió la lección ni en la primera ni en la segunda ocasión. Encontramos que Abraham continuaba teniendo el *temor del hombre*, y tenía *espíritu de mentira*.

Y esto solo era el principio. Después Abraham tuvo un hijo llamado Isaac. Isaac se casó con Rebeca. Rebeca e Isaac, según relato del libro de Génesis, se tomaron unas cortas vacaciones y viajaron a la tierra de los filisteos donde Abimelec, cuarenta años más tarde, todavía era el rey (Génesis 26).

Cuarenta años después que Abraham estuvo allí frente a Abimelec, rey de los filisteos, Isaac y Rebeca estuvieron también ante el rey Abimelec. Isaac le dijo a Rebeca: "Tú eres hermosa, tú eres realmente desconcertante, y temo que si digo que eres mi esposa, Abimelec me matará y te tomará. Dile que eres mi hermana". *Cuando usted lo lee en Génesis se da cuenta que Isaac repitió palabra por palabra lo que su padre Abraham había dicho cuarenta años antes* (Génesis 26). Ahora tenemos una segunda generación de temor y mentira. Pero eso no paró allí. Apenas estamos en el inicio de una buena historia que continúa.

Isaac tuvo dos hijos, Esaú y Jacob. Rebeca vino; ella ya había mentido con su esposo Isaac en el encuentro con el rey Abimelec. Sostuvo una discusión con Jacob acerca del derecho a la primogenitura, y juntos engañaron a Isaac y le mintieron (Génesis 27). Ahora tenemos otra generación de mentirosos: Abraham, Isaac y Jacob. Y esto no para allí.

Jacob tiene doce hijos. Diez de los hijos tenían celos de José, mataron un animal, secuestraron a José, metieron su abrigo de muchos colores en la sangre del animal, se lo llevaron a su padre y le dijeron: "Papá, un animal mató a José" (Génesis 37). Ellos le mintieron a Jacob. Si no ha sido por la intercesión de Judá de vender a José como esclavo, José hubiera sido asesinado.

Ahora tenemos cuatro generaciones de mentirosos. Y no solamente eso, Raquel, la esposa de Jacob le mintió a su padre Labán en el caso de los ídolos (Génesis 31:35). Ahora tenemos a hombres, mujeres y niños mintiendo.

Así fue como comenzó nuestra fe, con una cantidad de santos llenos de temor y mintiendo. Abraham, créalo o no, fue llamado "amigo de Dios" (Isaías 41:8; Santiago 2:23). Entonces, hay esperanza para usted y para mí, ¿no es así?

Estas historias bíblicas son la base para entender las dinámicas espirituales heredadas. Ellas se convierten en la base del entendimiento y nos dicen a nosotros por qué en Éxodo 20:5, Dios dijo que las iniquidades de los padres pasarán a la tercera y cuarta generación.

> *No te inclinarás a ellas, ni las honrarás; porque yo soy Jehová tu Dios, fuerte, celoso, que visito la maldad de los padres sobre los hijos hasta la tercera y cuarta generación de los que me aborrecen.*
>
> Éxodo 20:5

Los padres son los portadores de las bendiciones y las maldiciones en la familia. ¿Qué hay de las mujeres? Usted sabe, ellas también tienen papá.

En Números 30 dice que si un hombre escucha a su esposa atar su alma a un voto, y él calla y permite que las palabras de su esposa permanezcan, ella ata su alma a una maldición.

Si un hombre se levanta al escuchar a su esposa atar su alma a un voto, y rechaza las palabras de su esposa, él la ha liberado de la maldición.

Si un hombre escucha a su hija atar su alma a un voto con sus palabras, y calla y no rechaza las palabras de su hija, ella ata su alma al castigo de la maldición.

Si él se levanta al escuchar a su hija atar su alma con un voto, y lo rechaza y dice: "¡Hija, eso no está bien!", y ella está de acuerdo, él ha salvado a su hija del castigo de la maldición.

... y Jehová la perdonará. Números 30:3-8

EL PRINCIPIO DE TODA SANIDAD EN ESTE PLANETA ES LA SALVACIÓN DE TODOS LOS HOMBRES.

Si usted quiere conseguir que esto gire alrededor de los hombres, manténgase recto con Dios y dígale a todo hombre que usted verá que haga lo mismo. Manténgase justo con Dios, porque la maldición está sobre nosotros a causa de nuestras fallas.

Cada uno puede crear su propio ***árbol genealógico.*** ¿Sus padres fueron miembros de las pasadas generaciones cristianas? ¿Fueron justos o injustos? ¿Cómo lucían sus personalidades? ¿Estuvieron llenos de temor, odio, envidia, contiendas, amarguras, etc.? ¿Qué hicieron ellos para vivir? ¿Estuvieron metidos en el alcohol, drogas y pornografía? ¿Contenían sus vidas algunos de los elementos que estamos aprendiendo que son la raíz para la enfermedad? Retroceda tantas generaciones como pueda, esto le dará una idea de lo que pasa en su familia.

Todas las personas del árbol de su familia traen el retrato bueno y el malo, bendiciones y maldiciones. La razón por la que sé esto es porque muchos cristianos tienen enfermedades que son heredadas genéticamente. ¿De dónde le vino a usted esa enfermedad heredada genéticamente? ¿De dónde la heredó usted? De sus padres. Y si no lo trata ante el Señor, usted se la pasará a su simiente. ¿Le gustaría prevenir la enfermedad *en sus hijos?* ¿No sería ese *un camino más excelente?*

> ***ALGO QUE ALIENTO ES LA PREVENCIÓN DE LA ENFERMEDAD, NO SOLAMENTE EL SANAR LA ENFERMEDAD.***

¿Cree usted que es posible que heredar la enfermedad genética puede prevenirse si los padres se alinean con Dios antes de la concepción? Yo lo creo. ¿Cree usted que la generación que aún no ha nacido puede ser santificada por medio de padres creyentes que llegan ante Dios honesta y humildemente y saben exactamente de lo que están en contra y por qué? ¿Cerraremos nuestros ojos, tendremos hijos y esperaremos a que Dios considere todo correcto?

Le voy a decir lo que la Palabra dice: la rebeldía es una atadura en el corazón de un hijo.

> *La necedad está ligada en el corazón del muchacho; mas la vara de la corrección la alejará de él.* Proverbios 22:15

¿Qué quiere decir esto? Significa que un niño nace con maldad. Sé que a los papás y a las mamás no les gusta pensar en esto, pero a los tres años sabes que está ahí. La necedad y la rebelión no desaparecen simplemente. De hecho, empeora a los quince años.

Observe lo que dijo el rey David:

> *He aquí, en maldad he sido formado, y en pecado me concibió mi madre.* Salmos 51:5

¿Alguna vez ha meditado en esto? El rey David fue un hombre con el corazón de Dios. Él mandó a asesinar a un hombre, le robó a su esposa, era lujurioso, tentó a Israel; sin embargo, fue llamado *un hombre con el corazón de Dios.* Podemos imaginar eso fuera de orden. La familia de David fue una tragedia: un hijo violó a una hermana y otro se levantó en sedición, en anarquía contra él. Otro hijo murió al nacer por causa de los pecados del padre David.

El *linaje masculino* traza su ancestro a través de su padre, el padre de este, y el padre de su padre. ¿Qué tienen ellos en común con usted que pudiera ser considerado pecado? ¿Cuántos de ustedes tuvieron padres que no conocieron a Dios? Usted es un milagro si sus padres no le enseñaron acerca de Dios. ¿Conoce usted alguna cosa del árbol de su familia que no es correcta? ¿Alguna vez oyó rumores?

El *linaje femenino* traza su ancestro por medio de su padre y lo que él trajo, y luego todos los hombres antes de él. Su madre de usted tuvo un padre, y esta línea se canaliza justo a través del hombre. Donde quiera que encuentre un hombre, usted encuentra la maldición canalizada a través de la mujer.

Por eso es que usted puede heredar cosas de su madre, aunque procedan del árbol de familia del padre. ¿Por qué eso? En cualquier punto, si había un hombre de Dios en esa casa, él debió haber tomado cada paso para santificar a su esposa y a sus hijos. Dios responsabiliza al hombre por todos los asuntos de la familia, el hogar y todo lo demás

¿Tiene usted el árbol de familia escrito en papel? Queremos que usted sea capaz de mirar las partes hereditarias del árbol de su familia. Comience pensando acerca de la desolación en las generaciones de su familia. Escriba las características: contrabando, brujería, violencia física a la esposa, abuso, adulterio, fornicación, homicidio, y todo está allí. Murmuradores, causante de divisiones; ¿cree usted que Dios lo creó así? ¿Cree usted que Dios creó este desastre que nosotros tenemos que resolver? ¡No!

Es posible que haya algunas cosas con las que usted esté lidiando en su vida que haya heredado. Usted puede decir: "Eso no es justo". Bueno, no es justo, pero ese es el precio que pagamos por separarnos de Dios y abrirnos al diablo y permitirle que sea nuestro padre, nuestro líder y nuestra verdad.

> *Vosotros sois de vuestro padre el diablo, y los deseos de vuestro padre queréis hacer. Él ha sido homicida desde el principio, y no ha permanecido en la verdad, porque no hay verdad en él. Cuando habla mentira, de suyo habla; porque es mentiroso, y padre de mentira.*
>
> Juan 8:44

Ese es el precio que pagamos.

Observe el Proverbio:

> *Como el gorrión en su vagar, y como la golondrina en su vuelo, así la maldición nunca vendrá sin causa.* Proverbios 26:2

En las enfermedades de raíz espiritual siempre hay un defecto espiritual.

> *LO ESPIRITUAL ES UN ÁREA CARENTE DE SANTIFICACIÓN.*

LOS PECADOS GENERACIONALES Y LOS HIJOS

El temor puede ser heredado. Las alergias se pueden heredar. Muchas de las cosas con las que tratamos pueden desarrollarse en nuestras vidas o podemos heredarlas de nuestro árbol de familia. Cuando yo veo lo que le está pasando a un niño, puedo retroceder hasta el padre o la madre, el abuelo y la abuela, en ambos lados, y encontraré algún abuso. Encontraré victimización, rechazo; encontraré a alguien que de alguna manera no tuvo madurez. Eso se puede heredar no solo desde el punto de vista genético, sino también desde el punto de vista espiritual. La Biblia dice en Ezequiel 18:19 que los hijos no tienen que morir por los pecados del padre. Éxodo 20:5 dice que la maldición, que es resultado de la iniquidad, pasará a la tercera y cuarta generación.

Tenemos un ministerio con los niños. Venimos ante el Señor y le pedimos a Dios que sane a un niño. Pero hemos descubierto algo más poderoso. Si vemos que un niño tiene una enfermedad o problema que es el resultado directo de los padres, entonces podemos lograr que el padre se acerque a Dios y resuelva el pecado. Hemos visto a niños sanarse instantáneamente de enfermedades sin que siquiera se hayan hecho oraciones por ellos. Cuando la maldición se rompe a este nivel, es asombroso ver la provisión de Dios para los niños que aún no tienen la edad para comprender. Es increíble. La Biblia dice que los hijos son santificados por los padres creyentes.

> *Porque el marido incrédulo es santificado en la mujer, y la mujer incrédula en el marido; pues de otra manera vuestros hijos serían inmundos, mientras que ahora son santos.* 1 Corintios 7:14

Sí, ellos pueden ser sanados (véase en Marcos 7 la intercesión de la mujer sirofenicia ante Jesús a favor de su hija).

SANIDAD DE ENFERMEDADES CON RAÍCES ESPIRITUALES

Toda sanación de enfermedades con raíces espirituales comienza con:

1. Volver a alinearse con Dios, su Palabra, su persona, su naturaleza, sus preceptos y lo que Él planeó para nosotros en este planeta desde el principio. La solución es la restauración.
2. Aceptarse *a uno mismo* en su relación con Dios; deshacerse del odio hacia uno mismo; deshacerse de la amargura hacia uno mismo; deshacerse de la culpa y volver a alinearse con quiénes somo en el Padre a través de Jesucristo.
3. Hacer las paces con tu hermano, tu hermana y con todos los demás, si es posible.

Mateo 22:37-40 habla de esta relación:

> *Jesús le dijo: Amarás al Señor tu Dios con todo tu corazón, y con toda tu alma, y con toda tu mente. Este es el primero y grande mandamiento. Y el segundo es semejante: Amarás a tu prójimo como a ti mismo. De estos dos mandamientos depende toda la ley y los profetas.*
> Mateo 22:37-40

Usted no puede amar a su prójimo si no se ama a sí mismo. No es posible. Si usted dice que lo hace, está bromeando consigo mismo. No es posible. Usted viene con la fortaleza de Dios en su vida y lleva la fortaleza de Dios a otras vidas, en ese orden.

Cualquier quebrantamiento de esa secuencia por mucho tiempo produce muchas, muchas enfermedades. ¿Por qué? Porque Dios ordenó que usted debe amar a su prójimo como a usted mismo.

Cuando comencé a involucrarme con la enfermedad, descubrí que la enfermedad era, ante todo, el resultado de la separación de Dios. Estaba justo allí en Deuteronomio 28. Le dije a Dios. "Está bien, me estás diciendo algo. Tenemos maldiciones y bendiciones, ¿qué significa eso para mí? Bendiciones y maldiciones, las rechazamos o las aceptamos". Dios me llevó a Proverbios 26:2 en mi secuencia de pensamiento cuando Él dijo que la maldición no viene sin una causa.

> *Como el gorrión en su vagar, y como la golondrina en su vuelo, así la maldición nunca vendrá sin causa.* Proverbios 26:2

Pensé: "Ummm... ¿Dios, qué me estás diciendo?". En mi entendimiento y en mi mente, sentí que Dios estaba diciendo esto: *Si ves cualquier enfermedad, Henry Wright, ves una maldición, y si ves una maldición, hay una razón para eso. ¿Entendiste el punto, hijo?*

Causa y efecto... "si, entonces, y pero". "Dios, ¿me estás diciendo que si yo veo una enfermedad, es como un gorrión que ha posado y una golondrina que ha posado, pero que tiene derecho? Él dijo: *Eso es lo que dije en 2 Timoteo 2:24–26:*

> *Porque el siervo del Señor no debe ser contencioso, sino amable para con todos, apto para enseñar, sufrido; que con mansedumbre corrija a los que se oponen, por si quizá Dios les conceda que se arrepientan para conocer la verdad, y escapen del lazo del diablo, en que están cautivos a voluntad de él.* 2 Timoteo 2:24-26

Para lograr que la enfermedad sea quitada, debo hacer que la causa sea quitada. Eso se consigue siendo santificado. Dios dijo: Por eso he llamado a mi pueblo. Un pueblo que sea santificado sin mancha o arruga.

> *Para santificarla, habiéndola purificado en el lavamiento del agua por la palabra, a fin de presentársela a sí mismo, una iglesia gloriosa, que no tuviese mancha ni arruga ni cosa semejante, sino que fuese santa y sin mancha.* Efesios 5:26-27

Cuando hoy encuentro una evidencia de enfermedad, ¿qué estoy buscando? *La causa*. Voy a la Palabra para encontrarla y voy a la comunidad médica para averiguar lo que ellos saben. Le estoy enseñando a los pastores de Estados Unidos: "Pastores, ustedes necesitan más que *Vine, Unger, Strong* y una Biblia. En vez de adquirir catorce traducciones, ¿por qué no compran un *Manual Merck*, un manual de fisiopatología y un libro de anatomía y fisiología, y hacen un pequeño curso laico acerca de la enfermedad? La fibromialgia, por ejemplo: ¿alguien está interesado en eso?

Permítame que le lea algo: *la fibromialgia* es lo que la comunidad médica llama dolor en tejidos fibrosos, músculos, tendones, ligamentos y otros tejidos conectivos. ¿Sabe usted por qué sucede? Le voy a decir por qué. Ustedes, damas, no han sido alimentadas. Ustedes están pagando un alto precio por su inseguridad y sus temores. Permítame citar los siguiente: "La condición principalmente ocurre en las mujeres... el síndrome de fibromialgia primario (PFS por sus siglas en inglés) es parecido particularmente a lo que ocurre en las mujeres jóvenes que tienden a estar tensionadas, deprimidas, ansiosas y afanadas... y motivadas (*Manual Merck*, 16ta edición, pp. 1369-1370).

¿Cuánto tiempo me tomó entender enfermedad? ¡Cuánto tiempo me tomó leer lo que leí! Entonces: *la fibromialgia es el resultado del temor, la ansiedad y la tensión;* conflictos y tensiones no resueltos, y usted sabe que esto es verdad. Cuando se abordan las ansiedades y las inseguridades, muchas veces la fibromialgia desaparece. De manera similar, cuando lidio con la amargura, la artritis muchas veces se va. Cuando trato con el odio hacia uno mismo y la culpa, muchas veces el lupus y otras enfermedades autoinmunes se van. Cuando trato con corazones heridos y rotos, muchas veces las alergias desaparecen.

Quiero concluir esta enseñanza con un mandato que viene de Ezequiel 34, una declaración del Padre concerniente a los pastores de Israel:

> *Vino a mí palabra de Jehová, diciendo: Hijo de hombre, profetiza contra los pastores de Israel; profetiza, y di a los pastores...*
>
> Ezequiel 34:1-2

Por todos los Estados Unidos encuentro personas abandonadas por la iglesia, abandonadas por sus líderes, abandonadas por sus familias. He cruzado volando los Estados Unidos para ayudar a una persona de morir más de una vez. Muchas veces. De hecho, el otro día dijimos que íbamos a cambiar el nombre de nuestro ministerio a "Ministerios sobre Acantilados" porque siempre estoy "sobre los acantilados" con alguien que está muriendo y apartado.

¿Recuerda usted lo que el Señor dijo acerca de las noventa y nueve ovejas que estaban seguras en el redil contra una que había caído por el acantilado?

> *Porque el Hijo del Hombre ha venido para salvar lo que se había perdido. ¿Qué os parece? Si un hombre tiene cien ovejas, y se descarría una de ellas, ¿no deja las noventa y nueve y va por los montes a buscar la que se había descarriado? Y si acontece que la encuentra, de cierto os digo que se regocija más por aquella, que por las noventa y nueve que no se descarriaron. Así, no es la voluntad de vuestro Padre que está en los cielos, que se pierda uno de estos pequeños.*
>
> Mateo 18:11-14

Él puso un gran estímulo sobre la que estaba aislada, muriendo, y mi misión es llevarlas al redil. Mi misión es, para empezar, evitar que caigan en el acantilado, y esa debería ser la misión suya también hacia la humanidad.

> *ESTE ES UN CAMINO MÁS EXCELENTE: SANAR Y PREVENIR LA ENFERMEDAD.*

Tuve que aprender esto de la manera más difícil. ¿Sería un intercambio justo obediencia por enfermedad? ¿Sería un intercambio justo santificación por enfermedad? ¿Sería un intercambio justo confiar en Dios en lugar de tener miedo y ansiedad? ¿Sería un intercambio justo creer y recibir el amor de Dios versus un espíritu inmundo y sin amor de autodesprecio? ¿Sería un intercambio justo perdonar a tu hermano a cambio de la curación del cáncer? ¿Sería un intercambio justo lidiar con el miedo y la ira a cambio de un infarto?

¡Este es ***un camino más excelente!***

Usted sabe lo que dice la Palabra acerca del temor y de los ataques al corazón, ¿no es así?

> *Desfalleciendo los hombres por el temor y la expectación de las cosas que sobrevendrán en la tierra; porque las potencias de los cielos serán conmovidas.* Lucas 21:26

Puedo ir a un texto de fisiopatología y encontrar una de las causas básicas para la mayoría de los ataques al corazón que es *el temor y la ansiedad*. ¿Y qué hay acerca del *aneurisma, ataques al corazón, hemorroides, venas varicosas*? ¿Sabe usted cuál es la causa para estas enfermedades? *La cólera y la ira*.

¿Quiere usted prevenir el *aneurisma* y *los ataques al corazón* en su vida? Saque la cólera y la ira de su vida tan rápido como pueda. La ira, la cólera y la hostilidad, y esa raíz profunda de amargura necesitan tratarse, porque en algún punto usted va a explotar. A medida que usted va explotando espiritualmente, su cuerpo responderá por toda su vida.

Dios no dio el defecto espiritual. ¿Cómo podría Él poner pecado en nuestras vidas? Eso sería contrario a su naturaleza santa.

> *Cuando alguno es tentado, no diga que es tentado de parte de Dios; porque Dios no puede ser tentado por el mal, ni él tienta a nadie.* Santiago 1:13

Él quiere sanarnos de eso:

> *El que practica el pecado es del diablo; porque el diablo peca desde el principio. Para esto apareció el Hijo de Dios, para deshacer las obras del diablo.* 1 Juan 3:8

Queda claro entonces que Dios quiere destruir las obras del diablo y sanar a todo aquel que esté oprimido por él.

3

LA AMARGURA

La amargura es un principado del enemigo. El capítulo 6 de Efesios dice que nuestra lucha no es contra sangre y carne.

> *Porque no tenemos lucha contra sangre y carne, sino contra principados, contra potestades, contra los gobernadores de las tinieblas de este siglo, contra huestes espirituales de maldad en las regiones celestes.*
> Efesios 6:12

Si estamos en conflicto unos contra otros, al final nadie es el enemigo. Usted no es mi enemigo. ¿Sabe usted cuál es el problema que tenemos? Que no somos capaces de apartar a la persona de su pecado. El pecado es el enemigo, ¡no nosotros mismos!

Cuando alguien nos agravia, respondemos con mal hacia esa persona con el mismo mal que nos hicieron, ¿no es así? Pero tenemos que ser capaces de separar a las personas de su pecado. Dios no nos creó desde la fundación del mundo como pecadores. Él nos creó desde la fundación del mundo como santos ante Él y como sus hijos e hijas para siempre. Debido al pecado, nos hemos separado de Él. Incluso después de la conversión, todavía tenemos muchas cosas que resolver. Quiero ayudarle a comenzar a hacer esto hoy.

> *LA AMARGURA ES UN PRINCIPADO. BAJO ESTE PRINCIPADO Y RESPONDIENDO A ÉL, ESTÁN SIETE ESPÍRITUS QUE REFUERZAN LA AMARGURA.*

1. FALTA DE PERDÓN

Cuando esa raíz de amargura en Hebreos 12:15 pone su base, la primera cosa que registra es una serie de errores.

> *Mirad bien, no sea que alguno deje de alcanzar la gracia de Dios; que brotando alguna raíz de amargura, os estorbe, y por ella muchos sean contaminados* Hebreos 12:15

¿Cuántos todavía miran hacia el pasado y recuerdan cosas que les hicieron? Después de que la falta de perdón sienta la base y crea una serie de errores, hay otra dimensión de la dinámica espiritual. De lo que estoy hablando es del llamado resentimiento.

2. RESENTIMIENTO

El resentimiento es el registro de los agravios, alimentado por los sentimientos de aferrarse a ellos y comenzar a pensar o "rumiar" sobre ellos. Me asombra que cuando tenemos sensaciones de resentimiento pensamos en alguien aquí arriba (en nuestra mente), pero lo sentimos aquí abajo (en nuestro corazón). ¿Por qué cree usted que piensa en alguien aquí arriba pero lo siente aquí abajo? Es porque nuestra mente está donde está el alma, y nuestro espíritu donde está nuestro corazón. Usted es un ser espiritual, pero tiene un alma y vive en su cuerpo.

El resentimiento es un problema espiritual, no es un problema psicológico. La amargura, la falta de perdón y el resentimiento son problemas espirituales, no son problemas psicológicos. Usted puede tomar estas claves y usarlas en cualquier conflicto espiritual que tenga en su vida. Esto nos alcanza aquí justo en el corazón. Esto es lo que nos separa de los demás, y es el fundamento del temor que puede venir más adelante: temor del hombre, al rechazo, temor de fracasar y al abandono. Pero lo ocultamos.

3. REPRESALIA

Después que el resentimiento se asienta, viene la venganza. El otro día vi una calcomanía que decía: "YO NO OLVIDO, SOLO ME VENGO". A lo mejor usted también ya la ha visto. Después que el resentimiento ha comenzado a hervir, nosotros encontramos maneras para regresárselo a la persona que lo causó. La revancha quiere hacer que la persona pague. Es tiempo para la revancha.

4. IRA

Después que la revancha asienta su pie, la ira comienza a tomar cuerpo. El no perdonar, el resentimiento y la revancha han estado tomando fuerza, y ahora un verdadero y fuerte sentimiento de ira viene junto con ellos.

¿Alguna vez usted ha experimentado ira hacia otra persona en su vida? ¿Vino acompañada de todas estas otras cosas también?

5. ODIO

Después de que aparece la ira, llega el odio. El odio dice esto: "Porque estoy recordando lo que me hiciste, porque realmente he estado meditando sobre ello y realmente lo resiento, voy a vengarme. Voy a poner en marcha la olla a presión porque le voy a echar combustible a esta cosa, y ahora a estas alturas ya no tienes ninguna razón de existir, especialmente en mi presencia". El odio dice: "Ni siquiera hay lugar en este planeta para que tú y yo estemos en el mismo lugar al mismo tiempo". El odio dice: "Tú y yo no podemos permanecer juntos en la misma habitación".

El odio evoluciona al modo "eliminación".

6. VIOLENCIA

Después del odio llega la violencia. El violento dice: "Antes de que yo te elimine, vas a sentir mi dolor. Vas a escuchar mi voz. Vas a conocer mi odio. Vas a experimentarlo".

7. HOMICIDIO

Una vez que la violencia hace su entrada, el fruto final de la amargura es el homicidio.

Esto puede ser un asesinato físico real o un asesinato con la lengua, que es la difamación o el abuso verbal. Siempre que encuentro cualquiera de estos en la vida de una persona, todo lo que va desde aquí (la mente) hasta aquí (el corazón) está presente. Sé que si no lo abordamos, irá al corazón y se instalará. Entonces, ¿qué le estoy dando a usted ahora mismo? Discernimiento.

Cuando el odio, la violencia y el homicidio están en la vida de alguien, ellos consideran que están justificados y que alguien más va a pagar el precio. ¿Ha sido usted víctima de esto? ¿Se siente usted maltratado? ¿Quizá usted ha victimado a alguien sobre esta base?

He descubierto que si cualquiera de estas siete áreas que responden a la amargura existe, todas las anteriores estarán presentes desde esa área. He notado que si se deja sin control, todas las demás seguramente vendrán. Por ejemplo, si ves odio en una persona, siempre le anteceden la falta de perdón, el resentimiento, la represalia y la ira. Además, cada una de las siete es progresivamente peor que la anterior. Por ejemplo, la violencia es un problema mucho más grave que el resentimiento.

EL PERDÓN: LO QUE DIOS ESPERA DE NOSOTROS (70 X 7)

¿Qué espera Dios de nosotros cuando perdonamos a alguien?

Pedro y Jesús tuvieron una conversación interesante. Jesús estaba enseñando y Pedro le preguntó al Señor: ¿cuántas veces debo perdonar a mi hermano? ¿Siete veces siete? Jesús le dio una respuesta contundente.

Jesús le dijo: No te digo hasta siete, sino aun hasta setenta veces siete. Mateo 18:22

Un día en mi tiempo de oración le pregunté al Señor: ¿Qué quieres decir con eso? Esto vino a mi corazón y a mi entendimiento: que nuestros días son de 24 horas de duración, donde 8 horas son para trabajar, 8 horas para la familia y 8 horas para dormir. Es decir 8–8–8. Si tomamos 8 horas del día para negocios, la familia o para uno mismo, esto es toda la dimensión de la existencia humana, de los demás, de nosotros mismos, etc. Si usted toma 8 horas, ¿cuántos minutos tiene la hora? 60; sesenta veces 8 son 480. ¿Cuánto es 70 x 7? 490.

Sentí entonces que el Señor lo estaba diciendo de esta manera: cada minuto de tu día, si tu hermano te molesta en relación con al mismo asunto, minuto a minuto, hora a hora, día a día, libéralo". Pero preguntamos: Señor, ¿qué pasa si él hace la misma cosa de nuevo?

¿Sabe usted cuánta gente viene a mí y dice: "Yo fui a ellos, se arrepintieron y volvieron a hacer lo mismo"?

¿Con cuánta frecuencia, Señor, debe pecar mi hermano contra mí y arrepentirse, y esperar que yo lo perdone?

Minuto a minuto, hora a hora, día a día, perdónalo. Al liberarlo, se ha liberado a usted mismo. Además, cuando usted va a la otra Escritura, rápidamente verá que el Señor es su juez, no usted.

No juzguéis, para que no seáis juzgados. Mateo 7:1

Pero tú, ¿por qué juzgas a tu hermano? O tú también, ¿por qué menosprecias a tu hermano? Porque todos compareceremos ante el tribunal de Cristo. Romanos 14:10

Usted perdona a los demás porque Él lo perdonó a usted. Él le dice que tiene que perdonar, y usted es su hijo obediente. Cuando ha perdonado a su hermano sus ofensas, entonces Dios lo perdona a usted porque usted ha perdonado a su hermano.

Usted está ahora liberado del espíritu de amargura, y ese antagonismo de alto octanaje que resuena interiormente se ha ido. Así, cuando mañana usted piense en aquella persona y sus ofensas, cuando la obra del Espíritu Santo ha sido completada en su vida, usted ya no sentirá aquí abajo en su estómago. Ya no tendrá ese sonido metálico de alto octanaje. Siempre recordará lo que le hicieron, pero ya no tiene que cargarlo como un pecado en su vida.

Usted no tiene que llevar el pecado de alguien dentro de usted. Ese es el pecado de ellos. Dios será el juez de ellos. El trabajo de usted es liberarlos, regresarlos ante Dios, que sus corazones estén rectos con Dios; entonces continúe moviéndose. *Su libertad no depende de la resolución de ellos, depende de la resolución de usted.*

Cuando perdona a los demás, no los está descolgando del gancho sino que los está entregando a Dios, todavía retorciéndose en el anzuelo. Sin embargo, *usted* está libre del anzuelo.

Cuando perdona a alguien, usted continúa odiando el pecado de ellos, pero a usted se le ha ordenado amarlos. Para perdonar, usted no tiene que aprobar el pecado de los demás.

¿Eso es liberador? ¡Lo fue para mí! Dios me dijo: *Henry, hijo mío, cuando te perdoné, no aprobé tu pecado. Lo soporté. Lo tomé.* Yo dije: "Gracias, Señor".

Como puede ver, usted no es el juez. Si se convierte en juez para usted mismo, entonces dígale a Dios que vaya, se siente y que calle. No pienso que eso es lo que queremos hacer. Dios podría querer salvar a alguien más adelante, y usted no querría estar en el camino.

> *PARA PERDONAR, USTED NO TIENE QUE APROBAR EL PECADO DE LOS DEMÁS.*

Encontramos solo dos juicios futuros en las Escrituras: el juicio del tribunal de Cristo y el juicio del trono blanco del Padre.

Pero tú, ¿por qué juzgas a tu hermano? O tú también, ¿por qué menosprecias a tu hermano? Porque todos compareceremos ante el tribunal de Cristo. Romanos 14:10

Y vi un gran trono blanco y al que estaba sentado en él, de delante del cual huyeron la tierra y el cielo, y ningún lugar se encontró para ellos. Apocalipsis 20:11

Las Escrituras dicen que un día nosotros juzgaremos a los ángeles.

¿O no sabéis que hemos de juzgar a los ángeles? ¿Cuánto más las cosas de esta vida? 1 Corintios 6:3

El otro único juicio que he encontrado en la Escritura es juzgarse usted mismo para que no tenga que ser juzgado por Dios.

Si, pues, nos examinásemos a nosotros mismos, no seríamos juzgados. 1 Corintios 11:31

Eso deja fuera el que juzguemos a los demás. Vamos a juzgarnos a nosotros mismos; vamos a juzgar a los ángeles. El Señor va a juzgar a los santos. El Padre va a juzgar a los injustos ¡y así es! No existe ninguna disposición para que usted juzgue a alguien. Pablo lo dijo: ningún hombre me juzga, pero Dios el Padre tiene que juzgarme.

Porque aunque de nada tengo mala conciencia, no por eso soy justificado; pero el que me juzga es el Señor. 1 Corintios 4:4

Para empezar, ¿por qué juzgamos a alguien? ¡Porque queremos represalias! Anteriormente revisamos los siete factores de la amargura. El tercero fue la represalia, la mentalidad de "voy a vengarme".

Si una persona responde con perdón o no, es su problema y su pecado. Aléjese, mantenga su corazón recto, ore y pídele a Dios que traiga la reconciliación. Haga lo que pueda para lograrlo, y si no puede tener paz, siga adelante.

4

ELEMENTOS PARA ENTENDER LA SANIDAD Y LA PREVENCIÓN DE LAS ENFERMEDADES

CAMINOS DE PENSAMIENTO

SU CONSTITUCIÓN

Para poder ayudarle a recibir las herramientas que usted necesita, debemos hablar de su constitución. Esto le ayudará a entender cómo un reino invisible le puede tentar, hablar con usted y tratar de controlarle al formar su personalidad como parte de su ser. Si ese reino puede llegar a ser parte de su personalidad, entonces le parecerá normal y usted no lo resistirá. Ese reino hace que lo anormal parezca normal.

Usted es un ser trino. Usted es espíritu. Tiene alma. Su cuerpo es una casa rodante. Pero su cuerpo no es el verdadero "usted". Como creyente, su cuerpo es templo del Espíritu Santo. Su cuerpo es lo que usa para movilizarse en el mundo físico, pero usted es espíritu. No puede ver su espíritu con sus ojos físicos, pero está en usted. Si su espíritu dejara su cuerpo, usted moriría.

Aquellas personas que han tenido experiencias "fuera del cuerpo" o proyección astral dicen haber dejado su cuerpo. No lo hicieron. Hubo un espíritu maligno dentro de ellos el cual tenía acceso a su espíritu humano. El espíritu maligno pudo proyectar al alma cuadros que le hicieron a la persona *pensar* que ellos salieron de su cuerpo, cuando en realidad, ellos no fueron a ningún lado. El espíritu maligno proyecta por medio de la actividad *theta* en las obras cerebrales, presentando cuadro e imágenes que refuerzan la experiencia. En el mundo espiritual no hay dimensión de tiempo como el que conocemos.

Cuando Jesús murió, Su espíritu dejó Su cuerpo. Fue hasta que Jesús "entregó su espíritu", que su espíritu dejó su cuerpo. Cuando su espíritu salió, su cuerpo quedó colgado en la cruz sin vida. Ellos quitaron su cuerpo de la cruz, lo envolvieron en vestidura fúnebre, colocaron un sudario sobre su rostro y lo llevaron a la tumba. Por tres días y tres noches, su cuerpo yació en la tumba. Pero "Él" no estaba en su cuerpo. Su espíritu ya había salido.

> *Porque también Cristo padeció una sola vez por los pecados, el justo por los injustos, para llevarnos a Dios, siendo a la verdad muerto en la carne, pero vivificado en espíritu; en el cual también fue y predicó a los espíritus encarcelados.* 1 Pedro 3:18-19

Las Escrituras nos dicen que Jesús bajó al infierno y predicó a los espíritus que fueron desobedientes en los días de Noé, a todos los que habían muerto durante el diluvio. Cuando su espíritu entró de nuevo en su cuerpo, Dios lo levantó de entre los muertos. En una ocasión Él fue visto por unas quinientas personas. Por cuarenta días, Él caminó por las calles de Israel, y muchas pruebas infalibles comprueban que Él era el Cristo resucitado.

Mencioné que un espíritu maligno puede entrar al espíritu humano. ¿Cómo? Ellos entran en nuestros pensamientos por medio de las ondas cerebrales. Existen cuatro tipos de ondas cerebrales: alfa, beta, theta y delta. No hablaremos acerca de delta porque no estamos discutiendo el estado del sueño. Estas ondas cerebrales operan en el reino de nuestro cerebro fisiológico. Cada una de estas ondas o ritmos cerebrales es necesaria para nuestra comprensión en la esfera del pensamiento. Estas tres ondas cerebrales facilitan las imágenes, el pensamiento, y cómo procesamos para reconocerlos como cosas vivientes. Esto nos da nuestro razonamiento deductivo, nuestra personalidad y constitución o composición de nuestra existencia.

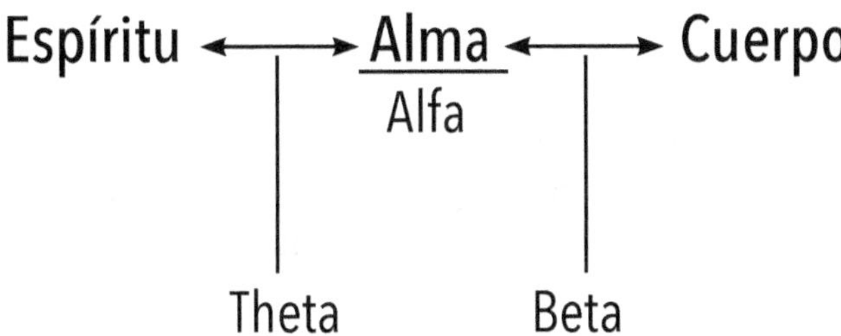

Nuestra alma es el puente entre el mundo espiritual y el mundo físico. Puede usted entender lo que le estoy diciendo aquí por medio de dos de sus cinco sentidos físicos: vista y oído. ¿Me escucha? En este momento sus ondas cerebrales theta están siendo activadas. Estas le permiten a su cerebro recoger imágenes por vista y sonido por medio de un proceso de electromecánica. Es como si usted estuviera tomando fotografías. A esto se le llama memoria de corto plazo. Su cerebro graba la experiencia del mundo físico. Este proceso programa su alma.

Su alma envuelve su *intelecto,* su mente; sus *emociones,* la grabación de las experiencias buenas y malas de la vida; y su *voluntad* para poder tomar decisiones.

En el ministerio nosotros podemos tratar con el mundo espiritual y esa influencia en la mente y las emociones. El reino invisible puede haberle enseñado algo que va contrario a la voluntad de Dios para su vida.

> *Porque no nos ha dado Dios espíritu de cobardía, sino de poder, de amor y de dominio propio.* 2 Timoteo 1:7

Por ejemplo, si ese reino le ha enseñado miedo debido a las experiencias que usted haya tenido en su vida, el temor gobernará sus pensamientos, sus emociones y las decisiones que tome. Por medio del ministerio yo puedo remover la influencia motora del espíritu de miedo. Ese espíritu es removido; pero su memoria de largo plazo todavía recuerda todo lo que ese miedo le haya enseñado. Es entonces que una renovación de la mente debe ocurrir.

> *Transformaos por medio de la renovación de vuestro entendimiento.* Romanos 12:2

¿Cómo es renovada su mente? Es renovada o limpiada al ser lavada con el agua de la Palabra. Esto significa que usted comienza a meditar en la Palabra de Dios de día y de noche, estudiando sus pensamientos y comparándolos con lo que Dios piensa.

EL PROCESO DE SÍNTESIS DE PROTEÍNAS

A medida que usted piensa en cosas una y otra vez, ocurre una síntesis de proteínas. Esto envuelve el ARN y ADN, pero específicamente el ARN. El pensamiento que es recordado una y otra vez realmente llega a ser parte permanente de su biología. Dios quiere enseñarle hasta el punto que su ley no permanezca solamente en su espíritu, sino que también sea parte de su personalidad como ser humano.

El enemigo también quiere enseñarle, y él usa la misma vía u onda. Quiere inculcar la ley del pecado como parte de su personalidad, contrario a la ley de Dios. Existe una lucha entre ambas leyes, porque ambas están en su constitución, de acuerdo con lo que dicen las Escrituras.

La ley del pecado es reforzada por un ser o porque su mente no ha sido renovada. Todo lo que usted percibe externamente es grabado en su memoria de largo plazo, la cual pasa a ser parte de su biología.

ONDAS CEREBRALES THETA

Las ondas cerebrales theta son la vía para las impresiones, los pensamientos y los cuadros que su cerebro permite para ser conectados con su espíritu humano. Las ondas cerebrales theta pasan cada cuatro latidos y medio por segundo. Este es precisamente el sonido del tambor que usa el chamán. Un chamán sabe si puede obtener los adherentes que ceden la mente a sus ritmos; el sonido del tambor activará la vía entre el alma y el espíritu permitiendo que los espíritus malignos entren en el alma humana por medio del pensamiento.

Si usted no tuviera las ondas cerebrales theta, no tendría una conciencia que le haga reflexionar. No podría escuchar la voz de Dios testificándole la verdad, nunca tendría convicción de nada, y nunca podría ser tentado por el diablo o su reino. Satanás usó a la serpiente porque él necesitaba un cuerpo fisiológico y sus cuerdas vocales para hablar.

La telepatía es una actividad espiritual. Es realmente dos espíritus malignos dando información a dos humanos como si ellos estuvieran en el medio. Este es un ejercicio muy fácil para los espíritus de adivinación y ocultismo para trabajar por medio del espíritu humano. Un espíritu maligno puede hablarle a su espíritu. Usted percibe sus pensamientos en el nivel de su alma por medio de la actividad de las ondas cerebrales theta. Su espíritu conoce todo lo que su alma hace, y su alma conoce todo lo que su espíritu hace debido a la onda theta.

Si usted muriera hoy, su cuerpo volvería al polvo. ¿Dónde irá su alma? Su alma vuelve al polvo porque está hecha de células cerebrales.

Entonces, ¿cómo se salva su alma? Su alma es salvada por la conciencia de su identidad conocida en su hombre (o mujer) espiritual. En la primera resurrección, el Espíritu Santo forma todo un nuevo cuerpo en su hombre espiritual. Esto incluye una nueva alma glorificada. Debido a esto, existe una conciencia instantánea como si usted siempre tuviera un cuerpo. De esta manera, usted puede continuar funcionando tanto en la dimensión del mundo espiritual como en el físico, tal como lo hizo Jesús en su cuerpo glorificado.

A muchos de ustedes se les ha enseñado a *pensar basura*. Usted ha experimentado en la perspectiva de los demás, ha sido influenciado por el pensamiento de los demás o ha sido víctima de ellos.

Muchas personas no se dan cuenta de que la tentación puede llegar en la forma de emoción o sentimiento. La tentación no es solamente un pensamiento que le llega como diciendo *"asesina a alguien"*, *"ve y comete adulterio*" o "*roba un banco*". Nosotros pensamos que eso es tentación, pero no entendemos que Satanás llegará por medio de su reino con aspectos de fallas humanas para tratar de hacernos llegar a tener una personalidad de falla humana.

He aquí como el *pensar basura* funciona. Adán y Eva estaban en el jardín. Ellos eran inmunes al reino de Satanás. Eva comió de la fruta y no le pasó nada. Ella le dio la fruta a su esposo y dijo, "Si comes de esta fruta seremos sabios". Adán comió de la fruta. Algo ocurrió entonces. Ellos fueron enseñados en el conocimiento del pecado, la ley del pecado.

Los humanos sabemos solo lo que se nos ha enseñado. Usted no es una criatura de instinto. Desde que es bebé, solamente sabe lo que ha aprendido. Sin embargo, ¿cómo es que es enseñado? A usted se le enseñó con fuentes externas e internas. Esto conlleva una tremenda cantidad de discernimiento para ayudarle a mantener todo pensamiento cautivo.

Hubo una vez una barrera entre Adán, Eva y el reino de Satanás. Su reino no pudo tener acceso a menos que ellos dieran permiso. Adán le dio permiso a ese reino cuando desobedeció el mandato de Dios. Cuando Adán comió de la fruta, sus ojos fueron abiertos (sus ojos espirituales). La comprensión espiritual llegó a ellos y fue entonces que conocieron el bien y el mal. Ellos vieron que estaban desnudos. Se avergonzaron de su desnudez. Cuando el Señor llegó al jardín para caminar con ellos en el fresco del día, se escondieron. Se sentían culpables. Tenían miedo.

El Señor vino y no pudo encontrarlos. Preguntó: "Adán, ¿dónde estás?". "Escuché tu voz y tuve miedo porque estaba desnudo", contestó Adán. El Señor preguntó: "¿*Quién* te dijo que estabas desnudo?".

Nótese que el Señor no dijo, "Adán has desarrollado una psicosis", "Adán tienes un desbalance químico", "Adán, ¿de dónde sacaste esa emoción negativa?". El Señor nunca indicó que la fuente de los pensamientos de Adán y Eva fuera su propia psiquis. El Señor dijo: "¿*Quién* te dijo que estabas desnudo?".

Usted ha sido entrenado de la misma manera. ¿*Quién* le dijo?

Por casi seis mil años usted y su familia han sido entrenados a pensar lo opuesto a lo que Dios quería. Ha sido enseñado a relacionarse de manera impropia, a *ser* víctima, a *hacer* víctimas, a tener miedo, a ser rechazado, a ser amargado, a tener sentimientos incorrectos, y luego, cuando usted va a un psicólogo, este igual le echa la culpa a *usted*.

Dios no preguntó "¿Quién te dijo que tenías miedo?" o "¿Quién te dijo que estabas deprimido?"; Él pudo haber preguntado "¿*Quién* te enseñó a tener miedo?", "¿*Quién* te enseñó a estar depresivo?". Usted no es el problema. Ha sido adiestrado en la ley del pecado. Los pensamientos de Adán y Eva no eran propios. ¿Son sus pensamientos realmente suyos?

Dios quiere remover las cosas que no provienen de Él. Esto comenzará a renovar su mente. Usted comenzará a tener la mente de Cristo y a tener pensamientos que son superiores a la ley del pecado.

Dios quiere enseñarle. El Espíritu Santo quiere testificarle la verdad. A medida que usted lee las Escrituras, las ondas alfa le dan la habilidad para el razonamiento cognitivo y deductivo. Las ondas alfa graban las cosas que usted ha percibido externa e internamente, integradas para producir un razonamiento deductivo. Esto llega a ser la composición de la identificación de su personalidad y alma.

¿QUÉ ES LA ENFERMEDAD?

La enfermedad es el resultado de la separación en tres niveles:

- Separación de Dios y su Palabra, de su persona y su amor.
- Separación de usted mismo al no aceptarse, sufriendo por culpa y vergüenza.
- Separación de los demás al romper relaciones interpersonales.

Obviamente, la enfermedad es una maldición. Deuteronomio 28 detalla muy claramente que si escogemos no obedecer los estatutos de Dios, las enfermedades de Egipto nos vendrán como maldición. Por lo tanto, la maldición de una enfermedad debe tener cierto tipo de causa espiritual detrás de ella. A eso le llamamos "raíz". El mal fruto es la enfermedad; la raíz (un asunto de pecado) es la causa.

Sabemos que el 80 por ciento de todas las enfermedades tienen su origen en el nivel espiritual. En este nivel, la forma incorrecta de pensar hace que el cuerpo responda a la enfermedad.

Digamos que yo soy su enemigo y quiero causarle presión alta. Eso es fácil si su enemigo logra captar sus pensamientos y hacer que la parte espiritual de él se vuelva parte de su espiritualidad. Así es que, digamos que un espíritu de miedo comienza a hablarle. Un espíritu de miedo sabe que no puede poner una enfermedad en usted a menos que usted sea desobediente a la Palabra de Dios. Ese espíritu no puede tocarle, al igual que Satanás no pudo tocar a Adán y Eva sino hasta que ellos abrieron campo al proceso de pensamiento de Satanás. Adán y Eva desobedecieron la Palabra de Dios y abrieron una puerta espiritual para que Satanás obrara en sus vidas.

DE HECHO, TODO LO QUE SU ENEMIGO TIENE QUE HACER PARA PRODUCIR MÁS DE 100 SÍNDROMES Y ENFERMEDADES ES CONTROLAR LA ACTIVIDAD DE SU HIPOTÁLAMO POR MEDIO DE LA CONEXIÓN CUERPO-MENTE.

Entonces, ¿cómo es que un espíritu de miedo puede provocarle alta presión? Este necesitará su permiso. ¿Cómo logra su permiso? Lo primero que hará es darle a usted pensamientos. Le hablará de espíritu a espíritu, pues es espíritu. Fuera del mundo espiritual a esto se le llama tentación. Con todo, la tentación no es pecado. La mayoría de nosotros no nos damos cuenta de que los sentimientos y los pensamientos pueden ser tentación.

La presión alta llega por desobediencia a la Palabra de Dios. La ciencia médica dice que la hipertensión es un desorden de estrés. Cuando usted visita a su médico con hipertensión, él no discute el hecho de que tenga un desorden de estrés. Él le da medicina. ¿Se preocupa él porque la vía de sus pensamientos es la que produce esta enfermedad? ¿Cree usted que el medicamento le ha santificado?

> *Porque debiendo ser ya maestros, después de tanto tiempo, tenéis necesidad de que se os vuelva a enseñar cuáles son los primeros rudimentos de las palabras de Dios; y habéis llegado a ser tales que tenéis necesidad de leche, y no de alimento sólido. Y todo aquel que participa de la leche es inexperto en la palabra de justicia, porque es niño; pero el alimento sólido es para los que han alcanzado madurez, para los que por el uso tienen los sentidos ejercitados en el discernimiento del bien y del mal.* Hebreos 5:12-14

Este pasaje dice que aquel que todavía bebe leche es inexperto en la Palabra de justicia. Pero aquel que es maduro, puede digerir carne. Es este último el que ha ejercitado sus sentidos, para discernir pensamientos, para distinguir si esos pensamientos son buenos o malos.

¿Son sus sentimientos y pensamientos buenos o malos? Usted dirá, esa es la naturaleza humana. La naturaleza humana no es malvada. Algo se ha unido a la naturaleza humana y la ha hecho menos de lo que Dios había diseñado.

Quiero que comprenda que sus sentimientos no siempre son suyos. A veces usted se une a algo como si eso fuera suyo. Un espíritu de miedo puede enseñarle a tener tanto miedo por medio de una conexión del espíritu, el alma (su mente) y el cuerpo al punto de que su cuerpo tiembla. Su cuerpo podría también entrar en anafilaxia o un estado catatónico, puede que le salga sarpullido, alergias, puede hiperventilar, tener palpitaciones severas, comenzar a sudar y sentir que todo esto es real. Esto es real solo porque usted aceptó la ley del pecado en su forma de pensamiento.

Mencioné la presión alta. ¿Cómo puede el enemigo poner esta enfermedad en usted? Él le dará sentimientos de preocupación, cuadros de cosas que pueden salir mal en el futuro, hacerlo que se preocupe de la economía, que se preocupe porque su suegra quiere venir a vivir con ustedes, que se preocupe por las finanzas, y las noticias de las seis ciertamente ayudan a alterarlo.

Como resultado, el enemigo entrena su memoria de largo plazo para que la preocupación sea parte de su personalidad.

No obstante, las Escrituras dicen:

Así que, no os afanéis por el día de mañana, porque el día de mañana traerá su afán. Basta a cada día su propio mal. Mateo 6:34

Toda esa preocupación lleva la intención de hacerle violar precisamente este pasaje. Usted se preocupa por el mañana y el enemigo le inculca miedo. Él no solamente le dará pensamientos y sentimientos; sino que dejará que usted piense que todo eso es real. Después de un tiempo, ese pensamiento, por medio del proceso de síntesis de proteínas, pasará a ser parte permanente de su biología. Ahora, no solo usted es tentado, sino que tiene la ley del pecado obrando como parte de su existencia.

Lo que ocurre luego con la presión alta es esto: cuando usted se vuelve uno con la preocupación, la conexión mente-cuerpo, por medio del sistema linfático, pone las cosas en acción. El hipotálamo integra una vía que produce todo tipo de disparos fallidos. El sistema nervioso central, el sistema endocrino y la homeostasis son afectados hasta que finalmente usted se siente como un espantapájaros siendo batido por el viento de un huracán. Todo esto debido a que usted piensa que así es usted, y para comprobarlo ocurren manifestaciones psicológicas.

Un desbalance del sistema nervioso simpático ocurre. Esto causa que la membrana celular del sistema cardiovascular se reduzca. La abertura no es lo suficientemente grande para acomodar el volumen de sangre. Eso aumenta la presión arterial. Entonces usted toma medicina, la cual es un bloqueador de las ondas beta. La medicina abre los vasos sanguíneos, haciéndole sentir como si estuviera fuera de peligro.

En Gálatas 5, Pablo le llamó a esto *pharmakeia*, brujería, obra de la carne, pues se ofrece como sanidad, pero no lo es. Esto es más bien control de la enfermedad. El control de la enfermedad quiere decir que usted no ha sido sanado. Puede que usted esté fuera de peligro, pero no está sano. Dios no quiere que usted esté controlado; Él quiere que usted sea libre de enfermedad.

PUEDE PREVENIR Y DERROTAR LA PRESIÓN ALTA SI USTED ENTIENDE CÓMO ESTE REINO LE ESTÁ HABLANDO.

ELEMENTOS PARA ENTENDER LAS ENFERMEDADES

La Biblia nos dice de dónde provienen las enfermedades. Muchas personas dicen que provienen de Dios

¿Por qué Dios querría destruir lo que Él creó? Después de que Dios finalizó la creación, Él no dijo que era bueno; Él dijo que era muy bueno.

La enfermedad en realidad significa "falta de bienestar". Falta de bienestar significa "no estar bien" o "no estar en paz". Sin embargo, esta no fue la intención de Dios para nuestro estilo de vida.

Jesús dijo:

La paz os dejo, mi paz os doy. Juan 14:27

El salmista dice que nuestro Padre diariamente nos colma de bendiciones:

Bendito el Señor; cada día nos colma de beneficios, el Dios de nuestra salvación. Selah Salmos 68:19

La muerte temprana no es parte del plan de Dios. ¿Cree usted que Dios se llevará a un hermano cristiano a la edad de cuarenta y ocho años, dejando a su esposa y cuatro hijos? No. Sin embargo, algunos cristianos justificarán esto diciendo: "Recibirá una sanidad perfecta en el cielo... no es tan malo morir". Esa es una mala teología. Si usted muere hoy como creyente, llegará al cielo, pero sin cuerpo.

¿A dónde va su cuerpo cuando muere? Al polvo. ¿A dónde va su espíritu? A Dios, quien se lo dio.

Pablo dice que mejor...

Quisiéramos estar ausentes del cuerpo, y presentes al Señor.
2 Corintios 5:8

El espíritu del hombre regresa a Dios. Si una enfermedad le ha sacado de este mundo, ¿cómo podrá recibir una sanidad perfecta en el cielo cuando su cuerpo no llegó allá? Usted no recibirá su cuerpo glorificado sino hasta el día de la resurrección.

La perfecta voluntad de Dios no es sanarle. Su perfecta voluntad es que usted no se enferme. Las vías de la enfermedad y la salud son enseñadas en las Escrituras. La salud divina es un principio bíblico. Hemos sido entrenados a esperar la enfermedad tanto que la salud es casi una sorpresa. La Palabra de Dios no nos enseña esto.

Debemos interesarnos por saber lo que Dios tiene que decir, no lo que el hombre tiene que decir. Dios honra solamente su Palabra, entonces lo que Él ha dicho es lo único por lo que debemos preocuparnos. Lo que usted piense o crea y no compagina con lo que Dios ha dicho o con lo que Él piensa, eso es una forma de locura; no es un pensamiento sano.

El miedo es una forma de locura porque le queda corto a la cordura de la mente de Dios. Dios dice que Él no nos ha dado espíritu de miedo.

Porque no nos ha dado Dios espíritu de cobardía, sino de poder, de amor y de dominio propio. 2 Timoteo 1:7

Hoy en día se enseña equivocadamente en el cuerpo de Cristo, diciendo que la sanidad cesó hace dos mil años. Para algunos, así es. Si usted dice que Dios no sana, entonces Él no le sanará.

Nosotros creemos que las Escrituras indican que Dios sana hoy. Algunos enseñan que no hay conexión entre el espíritu humano y el cuerpo físico.

Mas Proverbios dice:

El corazón alegre constituye buen remedio; mas el espíritu triste seca los huesos. Proverbios 17:22

Este pasaje muestra la conexión entre la salud del espíritu humano y la salud de la médula de sus huesos. Como puede recordar, esas siete palabras, "mas el espíritu triste seca los huesos", son como Dios me reveló las raíces de la enfermedad ambiental. Estas siete palabras desenredan la más extraña enfermedad conocida por la humanidad. *Be in Health* es considerado un experto internacional en la sanidad y prevención de la enfermedad ambiental.

El mismo versículo de Proverbios también revela el camino o la vía de los elementos que componen el sistema inmune, lo cual produce alergias.

¿Qué es lo que produce alergias? Estas no salen de la nada. Hay una vía. Las alergias son el resultado de su espiritualidad. En las alergias lo primero que usted pierde son los productos lácteos y los azúcares. Luego usted pierde el trigo.

Dios nos dio todas las comidas para ser consumidas con acción de gracias. Con respecto a las comidas, la Biblia dice:

> *Mandarán abstenerse de alimentos que Dios creó para que con acción de gracias participasen de ellos los creyentes y los que han conocido la verdad. Porque todo lo que Dios creó es bueno, y nada es de desecharse, si se toma con acción de gracias.* 1 Timoteo 4:3-4

¿No es asombroso? Cuando los espías llegaron a la tierra prometida que Dios había provisto para ellos, la hallaron fluyendo leche y miel. Con todo, los primeros dos productos que se pierden con las alergias son la leche y la miel.

¿Cree usted que Dios diseñó que como creyente fuera atormentado y destruido por lo que el infierno representa? ¿Cree usted que de eso es lo que se trata el evangelio? Yo no lo creo.

No obstante, hay consecuencias para nuestra desobediencia. Algunos dicen que porque somos los santos del Nuevo Testamento, el infierno no tiene poder sobre nosotros cuando desobedecemos. Eso no es cierto. Es precisamente por esa razón que el pecador tiene las mismas enfermedades que usted tiene. ¡Usted y ellos practican los mismos pecados! Alguien dijo "¿Por qué el pecador tiene mejor salud que yo?"; porque él es más recto que usted. Él practica mejor la bondad y la justicia —por su conciencia— que usted.

Existe una conexión entre el pecado y la enfermedad. Si Dios dice que usted debe perdonar a su hermano, ¿es ese un mandato o una sugerencia? Es un mandato.

¿Qué pasa si usted no quiere hacerlo? ¿Hay consecuencias? Sí. Porque cuando usted practica la falta de perdón, no es hacedor de la Palabra sino hacedor de cualquier otra palabra.

> *Asimismo toda enfermedad y toda plaga que no está escrita en el libro de esta ley, Jehová la enviará sobre ti, hasta que seas destruido.* Deuteronomio 28:61

Deuteronomio 28:15-68 describe todo tipo de enfermedad conocida por la humanidad y dice que hay otras no escritas.

Los ejemplos de las enfermedades enumeradas en Deuteronomio 28 son conocidos por la humanidad actual e incluyen desde infertilidad hasta abortos naturales, desde psoriasis hasta picazón, desde perder sus hogares y fincas por pérdida al derecho a redimir una hipoteca, desde perder a su esposa por otro hombre, ataques de pánico, fobias, hambrunas y todo tipo de enfermedad, desde la liberación de histaminas y cánceres hasta hemorroides.

TODA ENFERMEDAD ES UNA MALDICIÓN

¿Es toda enfermedad una maldición? Sí. Si usted tiene una enfermedad que también se encuentra en sus hijos, entonces usted la ha pasado y heredado de su generación a la de ellos. Esta es una forma de maldición generacional. Usted no solo ha llegado a la cautividad porque no tiene conocimiento, sino que ahora está muriendo antes de tiempo debido a su ignorancia.

En Deuteronomio 28 la Palabra de Dios claramente dice que toda enfermedad es una maldición. Cuando escogemos no creer, entonces la enfermedad heredada es una maldición, pues no creemos lo que la Biblia dice.

Hemos hallado que un ochenta por ciento de todas las enfermedades incurables tienen una raíz espiritual. Esa raíz espiritual tiene manifestaciones psicológicas y biológicas correspondientes. O sea que estamos hablando aquí de la sanidad física.

El no tratar la raíz espiritual es la razón por la cual la Iglesia tiene menos del cinco por ciento del grado de sanidad. Algunos pastores estarán de acuerdo con estas estadísticas, pero no quieren hablar de ellas. Quizás no tienen el conocimiento.

TESTIMONIO DE UNA SANIDAD

Una dama asistió a mi programa *For my Life*. Ella se perdonó por odiarse a sí misma y llegó a ser hacedora de la Palabra al amarse a sí misma. La Palabra dice que debemos amarnos como amamos a nuestro prójimo, ¿verdad? Ella comenzó a amarse y se arrepintió delante de Dios por sus obras muertas y su autoodio, y ese mismo día, el cáncer cayó de su rostro al piso. Ya no tiene cáncer en el rostro. ¡Nadie oró por ella!

Cuando llegó a ser hacedora de la Palabra, las bendiciones empezaron a sobrevenir y la abarcaron. Dios quitó la muerte y la enfermedad de encima de ella, todo cayó al suelo y ella ahora da la gloria a Dios.

Existen condiciones para las maldiciones también.

> *Así la maldición nunca vendrá sin causa.* Proverbios 26:2

Si usted *no* es hacedor de la Palabra, ¿qué le ocurrirá? En Deuteronomio se habla acerca de las maldiciones.

> *Pero acontecerá, si no oyeres la voz de Jehová tu Dios, para procurar cumplir todos sus mandamientos y sus estatutos que yo te intimo hoy, que vendrán sobre ti todas estas maldiciones, y te alcanzarán.*
>
> Deuteronomio 28:15

¿Quién dio derecho para que sobrevengan esas maldiciones? Nosotros y nuestros ancestros... y ahora las maldiciones tienen derecho sobre nosotros. Esto es importante porque la gente quiere saber *por qué* están enfermos.

La definición de *bendición* es hallada en la *Concordancia Strong* #1288. En el hebreo, *bendición* quiere decir un beneficio que proviene de Dios ¡Una bendición es lo opuesto a una maldición! Si usted es libre de la maldición, ¿por qué todavía sufre de hemorroides?

La definición de *maldición* es hallada en la *Concordancia Strong* #7045. La primera definición es difamación. ¿Qué significa difamación? En este caso difamación quiere decir amainar o aminorar un beneficio; todo lo que una maldición significa es que hay un aminoramiento de una bendición.

> *El ladrón no viene sino para hurtar y matar y destruir; yo he venido para que tengan vida, y para que la tengan en abundancia.*
>
> Juan 10:10

Usted y yo estamos entre dos reinos. Un reino produce bendiciones y el otro reino produce maldiciones. Si usted se arrepiente y llega a ser hacedor de la Palabra, entonces todas las bendiciones vendrán y le cubrirán; tendrá Su cuerpo roto obrando por usted, y podrá ser sanado de todas sus enfermedades.

Si usted no se arrepiente de participar en el pecado, entonces *no* es hacedor de la Palabra, y todas las maldiciones vendrán y le cubrirán.

En Salmos encontramos esta conexión entre el pecado y la enfermedad.

> *Él es quien perdona todas tus iniquidades, el que sana todas tus dolencias.* Salmos 103:3

La Iglesia está tratando de ser sanada sin ser obediente. Ella no se da cuenta de que el perdón, la sanidad y la liberación son propias de la fe, ¡la cual requiere obediencia!

NO TODAS LAS ENFERMEDADES TIENEN RAÍCES ESPIRITUALES

La enfermedad puede o no tener una raíz espiritual. En muchos casos sabemos cuando hay una enfermedad con raíces espirituales y cuando no. En nuestros hallazgos, en las iglesias de hoy en día menos de un cinco por ciento de las personas son sanadas de enfermedades incurables.

Nosotros no enseñamos que *toda* enfermedad es causada por el pecado. Solamente un ochenta por ciento de las enfermedades incurables tienen raíces espirituales con manifestaciones psicológicas y biológicas. Con frecuencia, enfermedades simples, tales como una gripe, son comunes en el hombre (a menos que sean crónicas, entonces el asunto cambia).

A continuación tenemos una cita de la Dra. McLaughlin del *Women's Medical College* en Filadelfia, del libro *The Unshakeable Kingdom and the Unchanging Person* [El reino inquebrantable y la persona inmutable] por E. Stanley Jones:

> Entre el 65 y el 85 por ciento de todas las enfermedades tienen raíces mentales y espirituales; así como el 99 por ciento de los dolores de cabeza, el 75 por ciento de los trastornos estomacales, el 75 por ciento del asma y el 75 por ciento de las enfermedades de la piel.

Esto fue escrito hace muchos años. Ha sido mi experiencia que cerca de un ochenta por ciento de todas las enfermedades incurables tienen raíces espirituales, con sus correspondientes manifestaciones psicológicas y biológicas.

Quiero que sepa que usted puede ser libertado y mantenerse en libertad para que pueda ayudar a otros a entender el evangelio. Eso traerá un fruto realista a su vida, no solo teorías espirituales. En nuestro ministerio le ofrecemos lo que ya se encuentra en la Biblia y el estudio de la ciencia. Compartimos la aplicación práctica de la Palabra de Dios.

Estamos preparados para permitirle a Dios que obre milagros creativos por medio nuestro. Existen nueve dones del Espíritu Santo, uno de los dones es la sanidad, otro es el de los milagros; ambos son mal interpretados. Si usted tiene un órgano enfermo, desperdiciaremos el tiempo ministrándole sanidad; necesitará un milagro creativo.

¿Sabe usted lo que es un milagro creativo? Dios interviene creando algo en su cuerpo que no estaba allí antes. Esto pueden ser partes del cuerpo siendo reformadas. Hay partes de su cuerpo que no sanarán, órganos que no sanarán, células cerebrales que no sanarán. Las células nerviosas generalmente no sanan; mas usted puede pedir por nuevos nervios en el nombre de Jesús. Todo lo que ocurra será obra del Espíritu Santo. Las partes del cuerpo que no sanan requieren del don de sanidad.

DIOS QUIERE PROSPERARNOS Y DARNOS SALUD

Cuando obedece a Dios, usted goza de salud psicológica y biológica. El fruto de la obediencia es la salud. El fruto de la desobediencia es la enfermedad. ¿Cuál evangelio quiere usted seguir? Si Dios dice que perdone a su hermano, ¿cree usted que eso le beneficiará? Sí. Una gran cantidad de enfermedad no le atacará. ¿Cree usted que hay consecuencias por no perdonar a su hermano? Sí. Las enfermedades irán camino a usted debido a las sendas o vías afectadas por su falta de perdón. Esto es lo que enseñan las Escrituras.

¿Le dio Dios esa enfermedad? No. Satanás se la dio por medio de su reino. Usted recibirá los beneficios de un reino del otro. Si usted sigue el pensamiento de Satanás y su reino, él le bendecirá con el fruto de la desobediencia, la cual es una enfermedad. La ley de Dios lleva fruto y la ley de Satanás lleva fruto. La ley de Dios produce salud; la ley de Satanás produce enfermedad. Cuando usted hace de Satanás el señor de cierta área de su vida, fuerza a Dios a retirarse de esa área. La decisión es suya.

Para ayudarle a entender esto, revisemos lo de la presión alta. Si tiene presión alta, está participando con el espíritu del miedo. La comunidad médica dice que la presión alta o hipertensión es un desorden de estrés. ¿Qué cree que sea el estrés? Un tipo de miedo. Existen más de 4000 tipos de miedo enumerados en un artículo de *Time Magazine* (2 de abril de 2001). La presión alta es un tipo de miedo. Ese miedo es transgresión a un pasaje bíblico:

> *Así que, no os afanéis por el día de mañana, porque el día de mañana traerá su afán. Basta a cada día su propio mal.* Mateo 6:34

La gente con presión alta siempre está proyectando en el futuro lo que puede salir mal. ¿Tendré suficiente dinero? ¿Tendré una casa? ¿Qué de esto y qué de aquello? La presión alta les causa el sentirse diseminados y sofocados. Ellos se preguntan por qué sufren de presión alta. Van al médico y este les da medicamento para que no les dé un derrame y mueran, les dice que deben tomarse la medicina por el resto de sus vidas. ¡Es entonces cuando realmente les llega el miedo!

Dejemos en claro algo de una vez por todas.

Acontecerá que [...] vendrán sobre ti todas estas bendiciones, y te alcanzarán. Deuteronomio 28:1-2

"Acontecerá", eso significa que algo va a pasar. "Si" usted escucha la voz del Señor, todas las bendiciones le alcanzarán.

La Biblia nos indica que debemos ser hacedores de la Palabra. Entonces, si usted debe ser hacedor de lo que Dios dijo, todas las bendiciones le alcanzarán. No hay ni una sola maldición enumerada en Deuteronomio 28:1-14. De manera que el no tener enfermedades es bendición.

Comenzando en el versículo 15 dice: *Pero acontecerá, si no oyeres la voz de Jehová tu Dios [...] que vendrán sobre ti todas estas maldiciones, y te alcanzarán.* Todo, desde las enfermedades biológicas y psicológicas (perder la casa por no poder pagarla, divorcios, hasta hemorroides) es enumerado como resultado de no ser hacedores de la Palabra. De manera que la conclusión espiritual es que la enfermedad es una maldición.

Tal vez sus generaciones han practicado el pecado por muchos años. Con este entendimiento, la enfermedad es el fruto de continuamente ceder al pecado. La sanidad es el fruto del arrepentimiento. El llegar a ser completo o total es el fruto de la santificación.

Si usted tiene una enfermedad, quiero llevarlo al lugar de reconocimiento del por qué usted está atado, que reconozca la causa, esa puerta abierta, y a lidiar con las raíces espirituales para que comience a sanar.

La medicina que usted toma no le ayudará a tratar el asunto del miedo que se esconde detrás de la presión alta. Usted está siendo sostenido por una medicina en vez de ser santificado por la paz de Dios. Dios quiere que usted sea libertado del miedo al mañana. Una vez así, usted no tendrá más presión alta y no necesitará medicina. ¡Eso sería para su gloria! ¡Ese es el fruto del evangelio!

SENDAS HACIA LA TOTALIDAD ESPIRITUAL: ¿CÓMO LLEGAMOS HASTA ALLÍ?

Muchas personas han recibido sanidad antes de leer este libro. Solamente la verdad los liberta gloriosamente. Esta sección le ayudará a aplicar estas verdades a su vida para que usted también pueda caminar con la misma libertad.

> *Entonces Pedro, abriendo la boca, dijo: En verdad comprendo que Dios no hace acepción de personas.* Hechos 10:34

¿Cuál senda escogerá usted? ¿La que está bañada en luz o la oscurecida por las tinieblas? ¿La que ofrece totalidad o la que ofrece solamente enfermedad, sufrimiento y división? Cada paso hacia adelante será una decisión. No obstante, usted no va sin dirección. El mapa para la jornada que le espera es la Palabra de Dios.

Para que podamos caminar en libertad, victoria y salud, debemos primero poder discernir entre lo bueno y lo malo. Sin embargo, nuestras definiciones de bueno y malo (lo que es pecado y lo que no) deberán expandirse. ¿Quién pensaría antes que el miedo es pecado? ¿Quién sabía antes que algunos de nuestros métodos para ser sanados no provienen de Dios? Ahora, agradezcamos que tenemos las herramientas del conocimiento y el discernimiento.

> *Pero el alimento sólido es para los que han alcanzado madurez, para los que por el uso tienen los sentidos ejercitados en el discernimiento del bien y el mal.* Hebreos 5:14

Una vez que hemos discernido esas áreas no deseadas dentro de nosotros necesitamos reconocerlas delante de Dios y tomar los pasos necesarios para removerlas de nuestra vida. Esto podría requerir una seria limpieza en casa, puede que requiera un cambio consciente de estilo de vida, incluyendo pensamientos, relaciones interpersonales y la razón para vivir.

Este proceso es llamado santificación.

> *EL CAMINAR EN SANTIFICACIÓN SIGNIFICA QUE ACTIVAMENTE ESCOGEMOS SER PARTÍCIPES DEL REINO DE DIOS EN CRISTO Y QUE REMOVEMOS LA PRESENCIA DE MALDAD EN NUESTRAS VIDAS.*

Ahora usted puede comenzar a salir de las viejas sendas y patrones de oscuridad y enfermedad para caminar en todas las bendiciones de salud que la Palabra de Dios nos ha prometido.

¿CUÁLES SON LOS PASOS QUE DEBEMOS TOMAR PARA LLEGAR A LA SENDA?

- Reconocer
- Arrepentirse
- ¡Salirse!

Las raíces claves detrás de las enfermedades son: la amargura, la acusación, el ocultismo, la envidia y los celos, el rechazo, un espíritu de falta de amor, las adicciones y el miedo.

AMARGURA

Mirad bien, no sea que alguno deje de alcanzar la gracia de Dios; que brotando alguna raíz de amargura, os estorbe, y por ella muchos sean contaminados. Hebreos 12:15

La amargura corroe como el ácido, carcome el alma. Primero envenena la mente y luego el cuerpo. A menudo es marcada por el cinismo y la hostilidad hacia los demás. La amargura es un hombre fuerte (demonio) que se mantiene firme con la ayuda de varios subalternos. Un subalterno saliente le da entrada a uno nuevo. La severidad de la maldad de cada subalterno es progresiva en naturaleza.

La falta de perdón diría: "No estoy dispuesto a perdonar la ofensa que me han hecho. Recordaré todo lo que se me ha hecho". Esta falta de perdón realmente invita a la amargura a ser parte de nuestras vidas, entreteniendo a los próximos seis espíritus.

El resentimiento es un sentimiento de mala voluntad. Este dice: "No me gusta esa persona. Nunca perdonaré lo que me hizo". El resentimiento mantiene firme a la falta de perdón.

La represalia luego hará escuchar su voz: "Ha llegado el momento de desquitarse. Él debe pagar por lo que hizo; me desquitaré".

El enojo y la ira esperan que la represalia se vuelva más fuerte para luego salir. El enojo puede ser visto y sentido.

El odio saldrá a la luz con la idea de eliminar y sonará algo así: "Él no merece vivir. Él no merece estar en este planeta".

La violencia es ira y odio en acción. Esta puede tomar la forma de dar golpes, tirar cosas, gritar, abuso físico, sexual y emocional.

El asesinato puede ser "accidental" o premeditado, cualquiera que sea es asesinato ya pensado en el corazón. También hay asesinato con la lengua, esto es, el chisme.

¿POR QUÉ ES PECADO LA AMARGURA?

Al anidar amargura usted le está diciendo a Dios que no lo necesita en esa situación. Se ha colocado en los zapatos de Dios para juzgar a alguien más por lo que esa persona ha hecho, ya sea a usted o a alguien cercano a usted. Su corazón dice: *Dios, yo haré juicio aquí*. Pero las Escrituras nos dicen que la venganza es del Señor (Romanos 12:19).

La Palabra de Dios declara que a menos que perdonemos a los que nos hacen daño, Dios no perdonará nuestros pecados (Mateo 6:15; Marcos 11:26). Es por esto que la amargura (la cual tiene su raíz en la falta de perdón) tiene que ser eliminada primero.

ACUSACIÓN

> *Ahora ha venido la salvación, el poder, y el reino de nuestro Dios, y la autoridad de su Cristo; porque ha sido lanzado fuera el acusador de nuestros hermanos, el que los acusaba delante de nuestro Dios día y noche.* Apocalipsis 12:10

Todos hemos experimentado la obra destructiva de la acusación. Nos acusa ante nosotros mismos, ante los demás y ante Dios. Los espíritus acusadores son muy sutiles. Recuerde, el noventa por ciento de la verdad mezclada con solamente un diez por ciento de la mentira equipara a un error. Esta mezcla es letal porque puede someter a los creyentes a condenación en vez de a convicción.

Es importante distinguir entre convicción y condenación. La convicción es específica y endosa nuestro valor en Dios. Por otro lado, la condenación tiene la tendencia a ser vaga y trae consigo sentimientos de falta de valor. La convicción nos lleva a un punto de querer estar más cerca de Dios y en línea con su Palabra, mientras que la condenación nos aleja de Dios y nos deja con un sentimiento de querer rendirnos.

Algunos frutos de la acusación son: mantener un registro de lo que se ha hecho mal, asesinar con la lengua (chisme y difamación), control mental, pensamientos encontrados, pensamientos caóticos, patrones de pensamientos disparatados, malos entendidos, miedo proyectado, acusación de otro por el pecado que usted cometió, llevar cargas y volverse codependiente del pecado de otro al intentar tomar el papel del Espíritu Santo.

¿QUÉ HACE DE LA ACUSACIÓN UN PECADO?

Al acusar a alguien le estamos diciendo a Dios que no lo necesitamos en esa situación en particular. Usted se ha colocado en los zapatos de Dios al decidir qué será lo bueno o lo malo para alguien más. Su corazón dice: *Dios, yo decidiré que es lo bueno y lo malo aquí.* Luego usted se goza en compartir su "valiosa" opinión con todos.

> *El conocimiento envanece, pero el amor edifica.* 1 Corintios 8:1

OCULTISMO

> *Y no es maravilla, porque el mismo Satanás se disfraza como ángel de luz.* 2 Corintios 11:14

Las falsificaciones de Satanás ofrecen diferentes maneras de pensamientos que los revelados en las Escrituras. Ellas ofrecen otro Jesús y otro reino. Exteriormente parecieran buenas, pero tenga cuidado porque el enemigo se disfraza como ángel de luz.

¿QUÉ HACE DEL OCULTISMO UN PECADO?

En el ocultismo, la verdad es ensombrecida; alguien o algo ha sido colocado para ser su dios. Usted entonces adora una *parte* de la creación (ya sea de Dios o del hombre) mientras está bajo la impresión de adorar a Dios. Sea algo descarado o sutil, es idolatría. Su corazón dice: *Es aquí donde pongo mi confianza, Dios. Ya no te necesito".*

¿QUÉ HACE DE LA MEDICINA ALTERNATIVA UN PECADO?

La medicina alternativa también provee una respuesta fuera de Dios. No estamos diciendo que estas modalidades no tengan poder, pero ¿de dónde proviene ese poder? Cuando toda esperanza es puesta en tales prácticas de sanidad, no hay lugar para Dios. Luego escogemos poner toda nuestra confianza en el que la practica, en sus pociones y habilidades, y no en Dios. Esta también es una forma sutil de idolatría.

> *Amados, no creáis a todo espíritu, sino probad los espíritus si son de Dios; porque muchos falsos profetas han salido por el mundo.*
> 1 Juan 4:1

ENVIDIA Y CELOS

El corazón apacible es vida de la carne; mas la envidia es carcoma de los huesos. Proverbios 14:30

Es cierto que al necio lo mata la ira, y al codicioso lo consume la envidia. Job 5:2

La envidia, los celos y la codicia desvían sus ojos de Dios y los fijan en una persona, lugar o cosa. La persona u objeto material pasan entonces a ser la fuente de su suministro y logros. ¡Eso es idolatría! Dios no compartirá con dioses falsos o ídolos.

Lo que usted adora eso es su dios. Por lo tanto, Dios, en su celo, lo entregará a sus propias estratagemas y sin su protección. Si el dinero es su dios, entonces el dinero tendrá que protegerlo a usted.

La envidia produce contiendas. El no escuchar a la envidia produce paz. Recuerda, la misión de Satanás es dividir el cuerpo de Cristo, destruir las relaciones interpersonales, destruir matrimonios, romper familias y causar hostilidad entre prójimos.

¿QUÉ HACE DE LA ENVIDIA Y LOS CELOS UN PECADO?

Al albergar envidia y celos, usted se compara a los demás. Esto trae descontento, pues es como acusar a Dios de hacer acepción de personas. Su corazón dice: *Dios, conozco mis necesidades mejor que tú. ¿Por qué no las suples?*

La envidia y los celos son formas sutiles de la falta de fe y la duda. Usted realmente no confía en Dios como Su proveedor.

Sean vuestras costumbres sin avaricia, contentos con lo que tenéis ahora; porque él dijo: No te desampararé, ni te dejaré. Hebreos 13:5

Panal de miel son los dichos suaves; suavidad al alma y medicina para los huesos. Proverbios 16:24

RECHAZO

> *El ánimo del hombre soportará su enfermedad; mas ¿quién soportará al ánimo angustiado?* Proverbios 18:14

La Palabra de Dios nos dice que somos amados, adoptados y aceptados, pero el rechazo tiene como asignación el robarnos esas verdades. Todos conocemos la ponzoña del rechazo, pues todos nacemos con un deseo innato de amor y aceptación. Los efectos de aceptar el rechazo pueden ser devastadores física y psicológicamente.

¿QUÉ HACE DEL RECHAZO UN PECADO?

El aceptar el rechazo (real o imaginario) va en desacuerdo con quien Dios dice que somos. El rechazo coloca la aceptación del hombre más importante que la de Dios. Su corazón dice: *Dios, tú me mentiste cuando dijiste que yo valía la pena. Prefiero creer lo que los demás piensan de mí.*

El rechazo nos llevará a una búsqueda desesperada, buscando el amor que ha de completarnos. Este amor no puede ser hallado en las personas, los lugares o en las cosas, ¡solamente puede ser hallado en Dios!

> *Según nos escogió en él antes de la fundación del mundo, para que fuésemos santos y sin mancha delante de él, en amor habiéndonos predestinado para ser adoptados hijos suyos por medio de Jesucristo, según el puro afecto de su voluntad.* Efesios 1:4-5

ESPÍRITU DE FALTA DE AMOR

> *Jesús le dijo: Amarás al Señor tu Dios con todo tu corazón, y con toda tu alma, y con toda tu mente. Este es el primero y grande mandamiento. Y el segundo es semejante: Amarás a tu prójimo como a ti mismo.* Mateo 22:37-39

El espíritu de falta de amor rechaza todo lo que Dios ha dicho de usted en su Palabra (que usted ha sido creado formidable y maravillosamente, etc.) y reemplaza la Palabra de Dios con las mentiras descaradas de Satanás. Estos engaños le impedirán amar a Dios, amarse a sí mismo y amar a los demás. Esto lo bloquea para recibir amor y saber darlo.

Muchos de nosotros no hemos crecido en un ambiente piadoso ni amoroso. Esto nos obstaculiza, desde temprana edad, para recibir el amor que tanto deseamos sentir.

¿QUÉ HACE DEL ESPÍRITU DE FALTA DE AMOR UN PECADO?

Usted cree solamente en usted. Esto puede darse de dos formas. Por un lado, puede que crea no ser digno del amor y la aceptación de Dios. Por otro lado, puede que se crea mejor que los demás, que usted es el regalo de Dios para la humanidad. Esto es idolatría de uno mismo. Su corazón dice: *Hazte a un lado Dios, yo estoy a cargo.*

> *Nadie ha visto jamás a Dios. Si nos amamos unos a otros, Dios permanece en nosotros, y su amor se ha perfeccionado en nosotros.*
> 1 Juan 4:12

ADICCIÓN

> *Y manifiestas son las obras de la carne, que son: adulterio, fornicación, inmundicia, lascivia.* Gálatas 5:19

Recuerde que podemos ser adictos a casi todo: medicinas o drogas, alcohol, sexo, comida, compras, o cualquier cosa que nos distraiga de los sentimientos de no ser amados.

Toda persona es creada para conocer y recibir el perfecto amor de Dios. Cuando las personas no reciben el verdadero amor incondicional como fundamento, ellas siempre andan en busca de algo que les llene. La necesidad de conocer el amor de Dios puede llevarnos a los lugares equivocados. Esta necesidad nos deja vulnerables al engaño de Satanás, quien nos seduce a creer que lo que el mundo ofrece es un mejor substituto.

¿QUÉ HACE DE LA ADICCIÓN UN PECADO?

Usted dice con sus actos que Dios no es capaz de suplir sus necesidades. Su corazón dice: *Dios, necesito una dosis que tú no puedes suplir, yo la encontraré por mí mismo.* Nuestro consuelo debe ser hallado en Dios, no en las personas, los lugares o las cosas.

> *La paz os dejo, mi paz os doy; yo no os la doy como el mundo la da. No se turbe vuestro corazón, ni tenga miedo.* Juan 14:27

MIEDO

> *Porque no nos ha dado Dios espíritu de cobardía, sino de poder, de amor y de dominio propio.* 2 Timoteo 1:7

Tener miedo significa vivir asustado, preocupado, ansioso e inquieto por lo que ha de pasar. Se proyecta al futuro. El miedo, entonces, es lo opuesto a la fe. La fe y el miedo tienen algo en común, se proyectan al futuro, y ambos exigen ser cumplidos. El punto es: ¿a qué autoridad escucha usted?

¿QUÉ HACE DEL MIEDO UN PECADO?

Un total de 365 veces, la Palabra de Dios nos dice "no temáis".

Al entretener el espíritu de miedo, sus actos dicen que usted no confía en Dios y que es usted quien tiene el control de su propia vida. Su corazón dice: *Dios, no confío en ti, no suples mis necesidades como protector.*

> *Dijo luego a sus discípulos: Por tanto os digo: No os afanéis por vuestra vida, qué comeréis; ni por el cuerpo, qué vestiréis.* Lucas 12:22

TRAUMAS Y APERTURAS

Dios ha preparado parámetros de protección alrededor de la humanidad y en contra del diablo. Con todo, hay maneras en que él puede conseguir entrada. A esto le llamamos aperturas.

Los traumas y las aperturas son incidentes en la vida que dan entrada a malas raíces. Estos puntos de entrada pueden estar en su vida o en su árbol genealógico.

Diferentes fases o eventos de la vida pueden causarle traumas. Las aperturas desde su nacimiento y niñez pueden ser asuntos como el haber sido abandonado por su madre, haber quedado embarazada sin haberse preparado para ello, esto le permite al espíritu del rechazo entrar en el niño todavía no nacido. Cuando los padres se divorcian, los niños cuestionan su propio valor y eso puede darle entrada al espíritu de falta de amor. Debido a la enfermedad, podemos envolvernos en terapias alternativas, dando así entrada a los espíritus del ocultismo.

PAUTAS PARA COMUNICARSE CON DIOS: LA ORACIÓN

Las Escrituras indican que nuestra petición sea dirigida a Dios el Padre y no a Jesús; pero nuestra petición debe ser presentada en el nombre de Jesús.

> *En aquel día no me preguntaréis nada. De cierto, de cierto os digo, que todo cuanto pidiereis al Padre en mi nombre, os lo dará.*
> Juan 16:23

Su comunicación debe, por lo tanto, incluir los siguientes elementos:

- confesión de su participación con el pecado;
- liberación de la esclavitud del pecado; y
- acción de gracias por el perdón de pecados y por la eliminación de su maldición.

Un ejemplo de dicha comunicación con Dios podría ser:

Dios Padre,

Vengo ante Ti en el nombre de Jesús reconociendo la obra del pecado en mi vida, como también la de mi árbol genealógico. Te confieso mi propio pecado y la iniquidad de mis ancestros. Me responsabilizo por ________________ y renuncio a ello. Me arrepiento por la obra del pecado en mi vida.

Confieso que he permitido que la amargura obre en mí. Escojo no sentir amargura en contra de ________________ nunca más. Te entrego toda amargura contra mí mismo y contra ti.

Te pido que me perdones por participar en el pecado.

Me despojo de esta conducta y pensamiento en mi vida. No permitiré que la amargura entre a vida nunca más. Pido que la maldición de ________________ [esta enfermedad], la cual es el fruto de la amargura en mi vida sea cancelada.

En el nombre de Jesucristo de Nazaret, toda amargura debe salir ahora.

Padre, te agradezco por perdonar mis pecados y por la transformación de mi cuerpo, en el nombre de Jesús. Amén.

7 PASOS HACIA EL PECADO

1. TENTACIÓN

El primer paso es la tentación.

La tentación viene de pensar en la maldad.

La tentación llega en la forma de pensamientos, ¡sin excepción! No importa cuál sea el pecado, comienza como parte del proceso del pensamiento. Puede ser tan fuerte que se siente como si realmente ha ocurrido. Muchas personas pecan simplemente porque ellos tuvieron un pensamiento de pecado y por eso ellos creen ya haber pecado; entonces, van y dan rienda suelta al pecado.

> *LA TENTACIÓN NO ES PECADO.*
> *USTED NO TIENE QUE PECAR SOLO PORQUE*
> *SIENTE DESEOS DE HACERLO.*

En cuanto a la tentación, siempre hay algo en nosotros que no tiene nada que ver con alguien más. Puede que haya una tentación o alguna maldad en cualquier otra persona que se liga a la tentación o maldad que hay en usted, y estas comienzan a atraerse de manera que ambas personas caen. Especialmente en relaciones entre esposos, esposas e iglesias, puede que haya una tentación o alguna maldad en usted que se liga a la tentación o maldad de otra persona, y las dos comienzan a atraerse de manera que ambas personas caen debido a la ira, a la amargura o a la disensión.

La lujuria o codicia no es solamente un asunto sexual.

Incluso si la tentación conlleva algo tan simple como el tener un desacuerdo con su hermano o hermana en el Señor, el proceso de la lujuria puede ser hallado ahí también. La lujuria incluye todo. En el Antiguo Testamento tenemos muchos ejemplos escritos para nosotros. En 1 Corintios 10:6 dice:

> *Mas estas cosas sucedieron como ejemplos para nosotros, para que no codiciemos cosas malas, como ellos codiciaron.* 1 Corintios 10:6

La lujuria incluye el exaltarnos por sobre otras personas en cada área de nuestra existencia, ya sea en forma de celos, envidia, amargura, odio, o lo que sea. Nuestra autoexaltación y autosatisfacción son idolatría. O sea que usted se vuelve como un rey y todas las cosas giran alrededor suyo.

> ***SATANÁS QUIERE ROBARLE SU FE,***
> ***PORQUE LO QUE NO PROVIENE DE LA FE ES PECADO.***

> *Pero sin fe es imposible agradar a Dios.* Hebreos 11:6

Todo problema y toda tentación que usted tenga ya existe dentro de su composición espiritual. Satanás llega desde su reino a explotar la debilidad suya. Usted puede tener miles de tentaciones, pero caerá tal vez en una sola. Satanás siempre trabajará en atacarlo en su lado flaco. La mayoría de sus pruebas, tribulaciones y tentaciones son problemas espirituales que usted ya tiene en su vida.

De muchas formas, Job es el perfecto ejemplo de vida cristiana, pero él tuvo debilidades. Él estaba lleno de orgullo y de miedo, trataba de ser un dios sobre su familia haciendo sacrificios por sus hijos. Lo que él más temía, le sobrevino.

> *Porque decía Job: Quizá habrán pecado mis hijos, y habrán blasfemado contra Dios en sus corazones. De esta manera hacía todos los días.* Job 1:5b

> *Porque el temor que me espantaba me ha venido, y me ha acontecido lo que yo temía.* Job 3:25

Hay una enseñanza incorrecta que dice que cuando usted es tentado, Dios le quiere enseñar algo.

> *Cuando alguno es tentado, no diga que es tentado de parte de Dios; porque Dios no puede ser tentado por el mal, ni él tienta a nadie.* Santiago 1:13

Todo lo que ocurre, que le llega a usted como tentación, es común en el mundo.

> *No os ha sobrevenido ninguna tentación que no sea humana; pero fiel es Dios, que no os dejará ser tentados más de lo que podéis resistir, sino que dará también juntamente con la tentación la salida, para que podáis soportar.* 1 Corintios 10:13

Usted puede dejar de orar para que Dios remueva la tentación. Él quiere que usted la derrote. Él hará provisión para que usted salga vencedor. Esto tiene que ser tratado porque viene del interior y ya tiene un lugar, ya es un problema.

La diferencia entre "derrotar" y "resistir" es que "derrotar" es permanente; "resistir" indica que todavía hay una batalla librándose.

> *Para que sometida a prueba vuestra fe, mucho más preciosa que el oro, el cual aunque perecedero se prueba con fuego, sea hallada en*

alabanza, gloria y honra cuando sea manifestado Jesucristo.
1 Pedro 1:7

DIOS QUIERE QUE USTED DERROTE LA TENTACIÓN, PORQUE EL DÍA QUE USTED NO LO HAGA, ESTA SE VUELVE PECADO Y USTED ESTARÍA CONFRATERNIZANDO CON LOS DEMONIOS.

Antes digo que lo que los gentiles sacrifican, a los demonios lo sacrifican, y no a Dios; y no quiero que vosotros os hagáis partícipes con los demonios. 1 Corintios 10:20

Toda maldad en la humanidad sale del corazón de un hombre, una mujer o un niño.

Pero decía, que lo que del hombre sale, eso contamina al hombre. Porque de dentro, del corazón de los hombres, salen los malos pensamientos. Marcos 7:20-21

Jesús fue tentado en todas las áreas que nosotros somos tentados.

Porque no tenemos un sumo sacerdote que no pueda compadecerse de nuestras debilidades, sino uno que fue tentado en todo según nuestra semejanza, pero sin pecado. Hebreos 4:15

Todos los demonios lo andaban buscando para ver en qué lugar hallaban derecho legal para entrar en su Espíritu y hacerle pecar. Satanás personalmente tentó a Jesús al nivel más alto posible, el intelecto espiritual y el orgullo.

HAY UNA BENDICIÓN EN MEDIO DE CADA TENTACIÓN.

Bienaventurado el varón que soporta la tentación; porque cuando haya resistido la prueba, recibirá la corona de vida, que Dios ha prometido a los que le aman. Santiago 1:12

Toda tentación a la que usted se enfrenta abre la puerta para que llegue la bendición de Dios. Cada prueba que usted tiene es un escalón al éxito.

2. SUMIRSE EN UN PENSAMIENTO

El segundo paso es el estar demasiado preocupado con un pensamiento. El sumirse en el pensamiento es tener una buena imaginación acerca de la tentación, es visualizarla y permitir que su mente sea sumergida en esa tentación. En este punto, el pecado comienza a convertirse en realidad dentro de usted. Ya no es un simple pensamiento, está comenzando a tomar forma.

> *EL SUMIRSE EN UN PENSAMIENTO NO ES PECADO.*

3. LUJURIA PERSONAL

El tercero es la formación del pecado.

Cada uno es tentado, cuando de su propia concupiscencia es atraído y seducido. Santiago 1:14

Usted tiene una gran imaginación y comienza a hallar placer en ver eso en su mente y pensamientos. Ya eso no es un simple pensamiento. Primero, usted tuvo el pensamiento y ahora se lo está imaginando. Luego, se relajará y encenderá la televisión de su mente, comenzando a tener placer en observar lo que su mente y sus pensamientos están formando. Esto todavía no es pecado. Es un espíritu maligno integrándose con usted; y usted comienza a debilitarse y a entrar en acuerdo con él simplemente porque está entreteniendo esos pensamientos.

Un espíritu maligno es como un proyector; pues proyecta imágenes en usted de la naturaleza que necesita para que usted peque. Usted piensa en ello porque usted ha entrado en acuerdo con él y se está uniendo a él, este es el proceso para *prepararse para pecar.*

4. SEDUCCIÓN

El cuarto paso es la seducción. La seducción debilita la voluntad. Le puede llegar un sentimiento de aparente gozo en el pensamiento lujurioso de cada área de su vida. El objetivo es debilitar su voluntad, pues Satanás quiere que usted tome acción.

> *LA TRETA ES COMENZAR A DEBILITARLO PARA QUE USTED CEDA SU VOLUNTAD ANTE LA TENTACIÓN.*

Si Satanás puede doblegar su voluntad, usted ya no podrá resistirlo, entonces él lo pondrá camino a cometer pecado.

Resistid al diablo, y huirá de vosotros. Santiago 4:7

5. LA LUJURIA CONCEBIDA

El quinto paso es la "lujuria concebida". Usted no puede pecar sino hasta que ha concebido la lujuria. La lujuria concebida da lugar a algo que todavía no ha ocurrido. Sin embargo, ya está ocurriendo toda la debilidad de la voluntad y usted está a punto de entrar en acuerdo con lo que ha sido concebido dentro suyo. A eso se le llama ceder.

> *LA LUJURIA CONCEBIDA ES LA ENTRADA DE LO ESPIRITUAL A LO FÍSICO.*

En este punto es difícil no pecar, pues toda su voluntad ha cedido a lo que la tentación representa.

6. EL PECADO VERDADERO

El sexto paso es el pecado verdadero o el acto de pecado.

> ***HAY MUCHAS PERSONAS QUE DICEN ALGO CON SUS CORAZONES PERO NO CON SUS BOCAS; YA HAN COMETIDO PECADO EN SUS CORAZONES PUES SON UNO Y EN PLENO ACUERDO CON DICHO PECADO.***

Usted tiene la opción de rechazar ese pensamiento o insistir en ello.

Pero yo os digo que cualquiera que mira a una mujer para codiciarla, ya adulteró con ella en su corazón. Mateo 5:28

Una persona en acuerdo con el pensamiento de su corazón, eventualmente pondrá ese pensamiento en acción.

7. LAS CONSECUENCIAS DEL PECADO

El séptimo paso hacia el pecado es la consecuencia del pecado.

> ***EL RESULTADO DEL PECADO ES MUERTE.***

El pecado, siendo consumado, da a luz la muerte. Santiago 1:15

El pecado consumado trae consigo muerte espiritual. También abre las puertas para que el pecado gobierne en su vida, tome dominio y lo destruya. A menos que usted se arrepienta, trate con ello y lo eche fuera, permanecerá con usted tentándole siempre.

> ***SI UNA PERSONA HA ORADO, AYUNADO, CLAMADO A DIOS Y HA HECHO TODO LO POSIBLE PARA DESHACERSE DE UN PECADO, PERO CONTINÚA COMETIÉNDOLO, ESA PERSONA NECESITA LIBERACIÓN PORQUE YA NO ES UNA SIMPLE TENTACIÓN, SINO UN ESPÍRITU INMUNDO.***

Cuando la tentación llega, usted puede ver el proceso. Revise estos siete pasos para que le ayuden a reconocer que la tentación no es pecado. Usted puede comenzar a luchar contra Satanás y sus adversarios con conocimiento.

Una oración:

Padre, te agradezco por tu Palabra. Dios, espero que esto haya servido para libertar a gran parte de tu pueblo. Dios, confío en que estas palabras hayan clarificado las cosas para así ayudarles a ser maduros en su lucha. Dios, no te pido que los libertes a pesar de sus maldades, te pido que los libertes en medio de sus maldades para que salgan victoriosos y tú puedas ser glorificado. Amén.

5

LOS OCHO PASOS HACIA LA LIBERTAD

EL CAMINO HACIA LA PLENITUD Y LA LIBERTAD

1. Reconocer

Debe reconocer lo que anda mal.

2. Responsabilidad

Debe responsabilizarse por lo que reconoce que anda mal.

3. Arrepentimiento

Debe arrepentirse ante Dios por su participación en lo que usted reconoce como malo.

4. Renunciar

Lo que usted reconoce como malo debe volverse su enemigo, y debe renunciar a ello.

5. Remover

Debe deshacerse de ello de una vez por todas.

6. Resistir

Debe resistirlo cuando trate de regresar.

7. Regocijarse

Debe darle gracias a Dios por hacerlo libre.

8. Restaurar

Debe ayudar a alguien a ser libre.

1. RECONOCER

Debe reconocer lo que anda mal

Reconozca el problema, tenga discernimiento. Isaías 5:13 dice: *Mi pueblo fue llevado cautivo porque no tuvo conocimiento [discernimiento]*. Oseas 4:6 dice: *Mi pueblo fue destruido, porque le faltó conocimiento [discernimiento]*. Hebreos 5:14 dice: *Pero el alimento sólido es para los que han alcanzado madurez, para los que por el uso tienen los sentidos ejercitados en el discernimiento del bien y el mal.*

> *Por tanto, mi pueblo fue llevado cautivo, porque no tuvo conocimiento; y su gloria pereció de hambre, y su multitud se secó de sed.*
>
> Isaías 5:13

> *Mi pueblo fue destruido, porque le faltó conocimiento. Por cuanto desechaste el conocimiento, yo te echaré del sacerdocio; y porque olvidaste la ley de tu Dios, también yo me olvidaré de tus hijos.*
>
> Oseas 4:6

> *Pero el alimento sólido es para los que han alcanzado madurez, para los para los que por el uso tienen los sentidos ejercitados en el discernimiento del bien y el mal.* Hebreos 5:14

Usted dirá: "Pastor, tengo miedo del mal". ¡Qué vergüenza! ¿De dónde obtuvo ese pensamiento? ¿Viendo *El Exorcista*? ¿Por qué debe tenerle miedo al mal? ¿Me está diciendo que Satanás es más grande que Dios? "Bueno, pastor, algo malo me puede suceder". Claro que sí. ¿Pero qué? ¿Por qué le tenemos miedo al mal?

Si yo le dijera que tuvo una enfermedad particular porque usted tenía una raíz de amargura contra alguien y que aún no la ha resuelto, ¿Qué sería lo mejor que pudiera yo darle a usted? *Discernimiento.*

Si yo le dijera que su cáncer de pecho es porque usted odió a su mamá, ¿qué debería darle yo? *Discernimiento.*

¿Qué caso tiene continuar odiando a una persona tan intensamente? El principado que trajo el odio en acción fue la amargura. El odio es uno de los frutos de la amargura.

Si usted tiene alguien que es iracundo y hostil, ¿qué le puede decir? "Tienes una raíz de amargura". Si se encuentra a alguien que tiene resentimiento, ¿qué le diría? "Tienes una raíz de amargura". Cuando esto suceda puede decirles también: *Si no pones esto bajo control en tu vida, las oportunidades de adquirir una enfermedad como resultado de esto será muy probable para ti".*

Ahora, ¿qué ha hecho usted con decir eso? Ha dado *sabiduría.* Conocimiento para ponerlo en acción.

Hay dos dones del Espíritu Santo enseñados en 1 Corintios 12. Uno es el don de *sabiduría* y el otro el don del *conocimiento.* ¿Qué estoy dando con este libro? Estoy operando el don del conocimiento y el de sabiduría en su vida mientras lee. También estoy operando los dones de fe, discernimiento de espíritus, conocimiento, sabiduría, y si usted lo necesita, puedo operar el don de sanidad y el don de milagros.

¿Sabía usted que cada creyente debe participar en algún nivel en esta área? En 1 Corintios 12 aprendemos que *la Iglesia está designada para sanar a la Iglesia.* Efesios 4 dice que, como pastor, estoy capacitado para equiparlo a usted y llevarlo al lugar donde pueda hacer eso (la sanidad misma del cuerpo de Cristo). Primero tengo que ser capaz de demostrarlo.

> *EL CONOCIMIENTO ATA EL PASADO AL PRESENTE, PERO LA SABIDURÍA TOMA EL PRESENTE Y SE MUEVE HACIA EL FUTURO.*

Estamos tomando su pasado y trayéndolo al presente para que pueda ver lo que en el mundo pasa en la situación actual. Entonces Dios, por medio de la Sabiduría, puede llevarlo a usted al futuro para cambiar sus circunstancias. Se necesitará fe y la obra del Espíritu Santo para hacer el resto, pero primero tenemos que poder enseñar, porque la fe viene por el oír y el oír por la Palabra de Dios (Romanos 10:17).

Así que la fe es por el oír, y el oír, por la palabra de Dios.
Romanos 10:17

Recuerde que en Jeremías 3, Dios dijo que Él daría pastores de acuerdo con su corazón, que le enseñarían a usted, lo guiarían y le darían entendimiento.

Y os daré pastores según mi corazón, que os apacienten con ciencia y con inteligencia. Jeremías 3:15

Soy un pastor, usted la oveja del prado del Señor; yo soy un pastor asistente que cuida de usted tanto como lo hace Él. No estoy aquí para llenarle la cabeza con una cantidad de conocimiento. Vine aquí para romper el poder del diablo sobre su vida y liberarlo. Su libertad fue pagada hace dos mil años en la cruz y el poder de Dios fue liberado en su vida para que pueda seguir adelante. Él quiere que usted sea libre.

He encontrado que a muchas personas les gusta estar enfermas porque es la primera atención que han recibido en su vida. ¿Quiere estar bien? ¿Quiere estar cuerdo? ¡Bien! Si yo vengo y señalo las cosas que le están enfermando, esas criaturas de Hebreos 4:13, ¿qué va a hacer con ellas?

Puede decir: "Fue un buen momento, nos vemos", y salir por la puerta llevándose a todas esas criaturas crujientes con usted. ¡Es mucho trabajo mantener un zoológico así!

Y no hay cosa creada que no sea manifiesta en su presencia; antes bien todas las cosas están desnudas y abiertas a los ojos de aquel quien tenemos que dar cuenta. Hebreos 4:13

2. RESPONSABILIDAD

Debe responsabilizarse por lo que reconoce que anda mal

Después de que *reconoce*, el Espíritu Santo lo va a convencer con el discernimiento. Luego la segunda "R" es de *Responsabilidad*. No todos quieren tomar responsabilidad después del discernimiento. Realmente me molesta cuando alguien me dice después del discernimiento: "Bueno, bendito sea Dios, así soy yo". ¿Qué pasó con la Escritura que dice "de gloria en gloria somos transformados"? (2 Corintios 3:18).

> *Por tanto, nosotros todos, mirando a cara descubierta como en un espejo la gloria del Señor, somos transformados de gloria en gloria en la misma imagen, como por el Espíritu del Señor.*
>
> 2 Corintios 3:18

"Bueno, eso es para otra persona. Si Dios quiere cambiarme, tendrá que hacerlo Él".

Dios no podría hacerlo ni aunque lo intentara porque usted no lo permitirá.

"Bendito sea Dios, estoy enojado; siempre he estado enojado. Siempre voy a estar enojado y si no te gusta, te devoraré para el almuerzo".

¿Te vas a encerrar en "bueno, los perdonaré si ellos me perdonan primero"? ¿Qué hará?

> *Porque yo reconozco mis rebeliones, y mi pecado está siempre delante de mí. Contra ti, contra ti solo he pecado, y he hecho lo malo delante de tus ojos; para que seas reconocido justo en tu palabra, y tenido por puro en tu juicio.* Salmos 51:3-4

Alguien va a tener que ser espiritual. ¿Cree usted que la otra persona necesita primero ser espiritual, o usted necesita serlo primero? Tome *responsabilidad*.

3. ARREPENTIMIENTO

Debe arrepentirse ante Dios por participar en lo que usted reconoce como malo.

El *arrepentimiento* es la "A" que usted necesita para ser libre.

Así que, arrepentíos y convertíos, para que sean borrados vuestros pecados; para que vengan de la presencia del Señor tiempos de refrigerio. Hechos 3:19

¿Quiere usted que vengan a su vida tiempos de refrigerio del Señor? ¿Está cansado de las ardientes ampollas de la enfermedad? ¿Está listo para ese oasis? No podrá ir allí a menos que se *arrepienta.*

Por tanto, yo os juzgaré a cada uno según sus caminos, oh casa de Israel, dice Jehová el Señor. Convertíos, y apartaos de todas vuestras transgresiones, y no os será la iniquidad causa de ruina.
Ezequiel 18:30

Si confesamos nuestros pecados, él es fiel y justo para perdonar nuestros pecados, y limpiarnos de toda maldad. 1 Juan 1:9

Y ya se había apartado la descendencia de Israel de todos los extranjeros; y estando en pie, confesaron sus pecados, y las iniquidades de sus padres. Nehemías 9:2

Recuerde de dónde ha caído, arrepiéntase y haga las primeras obras, de lo contrario...

Recuerda, por tanto, de dónde has caído, y arrepiéntete, y haz las primeras obras; pues si no, vendré pronto a ti, y quitaré tu candelero de su lugar, si no te hubieres arrepentido. Apocalipsis 2:5

Arrepiéntase, pues Él vendrá pronto.

Por tanto, arrepiéntete; pues si no, vendré a ti pronto, y pelearé contra ellos con la espada de mi boca. Apocalipsis 2:16

Él le da tiempo para que se arrepienta de su fornicación, arrepiéntase.

Y le he dado tiempo para que se arrepienta, pero no quiere arrepentirse de su fornicación. He aquí, yo la arrojo en cama, y en gran tribulación a los que con ella adulteran, si no se arrepiente de las obras de ella. Apocalipsis 2:21-22

Acuérdese, guárdelo, y arrepiéntase.

Acuérdate, pues, de lo que has recibido y oído; y guárdalo, y arrepiéntete. Pues si no velas, vendré sobre ti como ladrón, y no sabrás a qué hora vendré sobre ti. Apocalipsis 3:3

Yo reprendo y castigo a todos los que amo; sé, pues, celoso, y arrepiéntete. Apocalipsis 3:19

4. RENUNCIAR

Debe reconoce como malo, debe volverse enemigo de eso y renunciar a ello

Después de que usted se ha *arrepentido,* lo cual significa tomar *responsabilidad,* después del reconocimiento y discernimiento, el siguiente paso es *Renunciar.* Una cantidad de personas se arrepienten, pero no lo entienden del todo. Una cantidad de personas tienen remordimiento, pero no cambian en su interior. Renunciar significa literalmente "apartarse". Hay muchos textos en la Biblia donde Dios dice "apártate de los ídolos y de las prácticas paganas porque serán tu ruina".

No podéis beber la copa del Señor, y la copa de los demonios; no podéis participar de la mesa del Señor, y de la mesa de los demonios. ¿O provocaremos a celos al Señor? ¿Somos más fuertes que él?
1 Corintios 10:21-22

Apártese del mal, *renuncie* a él tan pronto como pueda. Desarrolle un perfecto odio por el mal en su vida. Sepárese del mal. Ámese usted mismo; pero odie el mal. Ame a su prójimo; pero odie el mal que él hace. Aprenda a separarse usted y a otros de los pecados de otros.

5. REMOVER

Remuévalo, deshágase de ello de una vez por todas

La cuarta "R" a la libertad es *remover* aquello a lo que usted ha renunciado. Puedo llevarlo a un lugar de *reconocimiento* (el discernimiento), de *responsabilidad, arrepentimiento* y a *renunciar* abiertamente a lo que el mal representa para su vida, ¿lo ha quitado usted? Quitar el pecado es esto: no solo que yo renuncie a usted, sino que usted y yo no podemos estar juntos en el mismo lugar al mismo tiempo. Si yo lo quito a usted, usted tendrá que irse.

En Ezequiel 18, el pueblo de Dios se estaba quejando de que Dios no era imparcial, pues bendecía y perdonaba a los injustos que se arrepentían; sin embargo, no los perdonaba a ellos que eran el pueblo escogido. Después de todo, ellos eran los hijos del pacto. Los judíos continuaron viviendo en sus pecados. Estaban errantes porque Dios no los bendecía. La respuesta de Dios a ellos fue muy clara.

> *Echad de vosotros todas vuestras transgresiones con que habéis pecado, y haceos un corazón nuevo y un espíritu nuevo. ¿Por qué moriréis, casa de Israel?* Ezequiel 18:31

Eso es: remuévalo, quítelo de delante de usted y hágase un corazón y un espíritu nuevo.

6. RESISTIR

Debe resistirlo cuando trate de regresar

La número cinco de las "R" a la libertad es *Resistir*. Santiago 4:7, dice: *Resistid al diablo, y huirá de vosotros.*

> *Someteos, pues, a Dios; resistid al diablo, y huirá de vosotros.*
> Santiago 4:7

¿Qué viene primero? *Resistir* al diablo y él huirá o ¿se someterá a Dios? *La sujeción a Dios es primero; después usted tiene poder sobre sus enemigos, no antes.*

Recuerde que anteriormente citamos 2 Corintios 10:6: "Estando prontos para castigar toda desobediencia, cuando vuestra obediencia sea perfecta. ¿Recuerda lo que Samuel le dijo a Saúl? 1 Samuel 15:23: *Ciertamente el obedecer es mejor que los sacrificios [...]. Porque como pecado de adivinación es la rebelión, y como ídolos e idolatría la obstinación.* (La terquedad, la autoexaltación, la brujería y la idolatría). Esta es una Escritura fuerte, ¿no es así? *La obediencia es mejor que el sacrificio.*

Todo lo que usted haya enfrentado, intentará regresar. Por eso es que necesitamos a Dios y a los demás.

> *Cuando el espíritu inmundo sale del hombre, anda por lugares secos, buscando reposo; y no hallándolo, dice: Volveré a mi casa de donde salí.* Lucas 11:24

7. REGOCIJARSE

Debe darle gracias a Dios por hacerlo libre

La siguiente "R" es *Regocijarse.* Dele a Dios la gloria por su libertad. Dele gracias a Dios porque un puñado de polvo como usted pudo experimentar la gracia y misericordia de un Dios viviente que lo ama. Él es digno de alabarlo. El cántico más grande de adoración, poder y majestad está en Isaías 35:1-10:

> *Se alegrarán el desierto y la soledad; el yermo se gozará y florecerá como la rosa. Florecerá profusamente, y también se alegrará y cantará con júbilo; la gloria del Líbano le será dada, la hermosura del Carmelo y de Sarón. Ellos verán la gloria de Jehová, la hermosura del Dios nuestro. Fortaleced las manos cansadas, afirmad las rodillas endebles. Decid a los de corazón apocado: Esforzaos, no temáis; he aquí que vuestro Dios viene con retribución, con pago; Dios mismo vendrá, y os salvará. Entonces los ojos de los ciegos serán abiertos, y los oídos de los sordos se abrirán. Entonces el cojo saltará como un ciervo, y cantará la lengua del mudo; porque aguas serán cavadas en el desierto, y torrentes en la soledad. El lugar seco se convertirá en estanque, y el sequedal en manaderos de aguas; en la morada de chacales, en su guarida, será lugar de cañas y juncos. Y habrá allí calzada y camino, y será llamado Camino de Santidad; no pasará inmundo por él, sino que él mismo estará con ellos; el que anduviere en este camino, por torpe que sea, no se extraviará. No habrá allí león, ni fiera subirá por él, ni allí se hallará, para que*

caminen los redimidos. Y los redimidos de Jehová volverán, y vendrán a Sion con alegría; y gozo perpetuo será sobre sus cabezas; y tendrán gozo y alegría, y huirán la tristeza y el gemido.

Isaías 35:1-10

Dele gracias a Dios porque un puñado de polvo como nosotros podemos ser redimidos para su gloria.

8. RESTAURAR

Debe ayudar a alguien a ser libre

Isaías 42 habla de *restaurar* a otros. Después de que usted ha recibido las bendiciones de Dios, la última "R" es el fruto del evangelio. De esa manera es que usted ayuda a otros y los restaura.

Mas este es pueblo saqueado y pisoteado, todos ellos atrapados en cavernas y escondidos en cárceles; son puestos para despojo, y no hay quien libre; despojados, y no hay quien diga: Restituid.

Isaías 42:22

Parte de la restauración es llevarle el evangelio a los que se ama, advirtiéndoles sobre aquellos pecados que los están separando de lo refrescante del Señor que los disciplina.

Vuélveme el gozo de tu salvación, y espíritu noble me sustente. Entonces enseñaré a los transgresores tus caminos, y los pecadores se convertirán a ti. Salmos 51:12-13

Hay un desafío en Isaías 58:

Clama a voz en cuello, no te detengas; alza tu voz como trompeta, y anuncia a mi pueblo su rebelión, y a la casa de Jacob su pecado. Que me buscan cada día, y quieren saber mis caminos, como gente que hubiese hecho justicia, y que no hubiese dejado la ley de su Dios; me piden justos juicios, y quieren acercarse a Dios. ¿Por qué, dicen, ayunamos, y no hiciste caso; humillamos nuestras almas, y no te diste por entendido? He aquí que en el día de vuestro ayuno buscáis vuestro propio gusto, y oprimís a todos vuestros trabajadores. He aquí que para contiendas y debates ayunáis y para herir con el puño inicuamente; no ayunéis como hoy, para que vuestra voz sea oída en lo alto. (vv. 1-4)

El ayuno al que somos llamados:

¿Es tal el ayuno que yo escogí, que de día aflija el hombre su alma, que incline su cabeza como junco, y haga cama de cilicio y de ceniza? ¿Llamaréis esto ayuno, y día agradable a Jehová? (v. 5)

Alcanzar a los extranjeros. Hacer una diferencia de su familia:

¿No es más bien el ayuno que yo escogí, desatar las ligaduras de impiedad, soltar las cargas de opresión, y dejar ir libres a los quebrantados, y que rompáis todo yugo? ¿No es que partan tu pan con el hambriento, y a los pobres errantes albergues en casa; que cuando veas al desnudo, lo cubras, y no te escondas de tu hermano? (vv. 6-7)

Los beneficios de restaurar a otros:

Entonces nacerá tu luz como el alba, y tu salvación se dejará ver pronto; e irá tu justicia delante de ti, y la gloria de Jehová será tu retaguardia. Entonces invocarás, y te oirá Jehová; clamarás, y dirá él: Heme aquí. Si quitares de en medio de ti el yugo, el dedo amenazador y el hablar vanidad; y si dieres tu pan al hambriento, y saciares al alma afligida, en las tinieblas nacerá tu luz, y tu oscuridad será como el mediodía. Jehová te pastoreará siempre, y en las sequías saciará tu alma, y dará vigor a tus huesos; y serás como huerto de riego, y como manantial de aguas, cuyas aguas nunca faltan. Y los tuyos edificarán las ruinas antiguas; los cimientos de generación y generación levantarás, y serás llamado reparador de portillos, restaurador de calzadas para habitar. (vv. 8-12)

Llevar las cargas los unos a los otros:

Hermanos, si alguno fuere sorprendido en alguna falta, vosotros que sois espirituales, restauradle con espíritu de mansedumbre, considerándote a ti mismo, no sea que tú también seas tentado. Sobrellevad los unos las cargas de los otros, y cumplid así la ley de Cristo. Porque el que se cree ser algo, no siendo nada, a sí mismo se engaña. Gálatas 6:1-3

Los miembros deben cuidarse unos a otros:

Para que no haya desavenencia en el cuerpo, sino que los miembros todos se preocupen los unos por los otros. De manera que si un miembro padece, todos los miembros se duelen con él, y si un miembro recibe honra, todos los miembros con él se gozan.

1 Corintios 12:25-26

6

ENSEÑANDO ACERCA DE LOS DONES DEL ESPÍRITU

Reconocer, asumir la *Responsabilidad*, *Arrepentirse*, *Renunciar* y *Resistir* puede que no sea suficiente para producir tu libertad. ¿Qué hacer entonces? Puede que necesites un ministerio. Estoy buscando equipos de ministerio que puedan enseñar. Necesitamos equipos que puedan enseñar a las iglesias cómo sanar a los enfermos y expulsar demonios. A veces, las personas solo necesitan un poco de ayuda. En la mayoría de las iglesias hoy en día, aparte de una simple oración, no hay equipos de ministerio para sanar enfermedades, curar problemas psicológicos y expulsar demonios. De hecho, muchas iglesias enseñan lo contrario a esto. Enseñan que esto pasó hace un par de miles de años. No estoy aquí para debatir ni entrar en conflicto con las teologías que usted tiene, pero le diré esto: Dios ha realizado muchas sanidades, milagros y liberaciones a través de mis manos y las manos de mi equipo. La gente en todo Estados Unidos está dándose cuenta de que nos han "tomado el pelo", Dios puede y sí libera y sana a las personas en la actualidad. La evidencia es abrumadora de que esto es cierto.

EL MINISTERIO QUÍNTUPLE

Efesios 4 nos enseña el ministerio quíntuple, del cual soy miembro, que era entregado por Jesucristo para equipar a los santos para el servicio.

Por lo cual dice: Subiendo a lo alto, llevó cautiva la cautividad, y dio dones a los hombres... Y él mismo constituyó a unos, apóstoles; a otros, profetas; a otros, evangelistas; a otros, pastores y maestros, a fin de perfeccionar a los santos para la obra del ministerio, para la edificación del cuerpo de Cristo. Efesios 4:8, 11-12

Vamos a 1 Corintios 12 porque quiero dar la base para esta enseñanza.

Allí dice que somos el cuerpo de Cristo y miembros cada uno en particular. Dios había hecho lo mismo con la Iglesia: primero los apóstoles, luego los profetas, tercero los maestros y después, los milagros, dones de sanidad, ayudas, gobiernos y diversidad de lenguas. ¿Eran todos apóstoles? No. ¿Eran todos profetas? No. ¿Eran todos maestros? No. ¿Eran todos hacedores de milagros? No. ¿Tenían todos los dones de sanidad? No. ¿Hablaban todos en lenguas? No. ¿Todos interpretaban? No.

Vosotros, pues, sois el cuerpo de Cristo, y miembros cada uno en particular. Y a unos puso Dios en la iglesia, primeramente apóstoles, luego profetas, lo tercero maestros, luego los que hacen milagros, después los que sanan, los que ayudan, los que administran, los que tienen don de lenguas. ¿Son todos apóstoles?, ¿son todos profetas?, ¿todos maestros?, ¿hacen todos milagros? ¿Tienen todos dones de sanidad?, ¿hablan todos lenguas?, ¿interpretan todos?

1 Corintios 12:27-30

Por el hecho de que se diga que todas las personas no hacen estas cosas, no quiere decir que no existan personas que las hagan. Algunos cristianos alegan que el texto dice que no todas las personas hacen estas cosas, por tanto "ya nadie las hace". Eso no dice en las Escrituras; solo dice los dones son distribuidos por el cuerpo y entre miembros específicos. Yo soy un miembro en particular y usted es un miembro en particular. Las Escrituras también indican que es Dios quien ha puesto estas cosas en la Iglesia y nadie tiene el derecho o la autoridad de seleccionar, escoger, agregar o borrar lo encontrado en estos pasajes. Soy un miembro en particular y usted también.

Primera de Corintios dice que la manifestación del Espíritu es dada a cada hombre para beneficio de todos.

> *Pero a cada uno le es dada la manifestación del Espíritu para provecho.* 1 Corintios 12:7

Si yo vengo y traigo dones de sanidad, liberación, conocimiento y discernimiento, ¿qué beneficio trae esto para usted?

Para las personas que ya no padecen de lupus, estos dones fueron para su beneficio; las personas que ya no padecen de la depresión, estos dones fueron para su beneficio; para las personas que ya no tienen sus desórdenes de ansiedad o ya no sienten miedo, estos dones fueron para su beneficio. Les fueron dados para que los desarrollaran.

Cristo está en el cielo, no está enfermo, y su cuerpo, la Iglesia, que está en la tierra tampoco debería. Cristo que está en el cielo no es ignorante y su cuerpo en la tierra no debería ser ignorante.

El capítulo 12 de 1 Corintios identifica los dones del Espíritu Santo disponibles para la Iglesia de hoy.

> *Porque a este es dada por el Espíritu palabra de sabiduría; a otro, palabra de ciencia según el mismo Espíritu; a otro, fe por el mismo Espíritu; y a otro, dones de sanidades por el mismo Espíritu. A otro, el hacer milagros; a otro, profecía; a otro, discernimiento de espíritus; a otro, diversos géneros de lenguas; y a otro, interpretación de lenguas; y a otro, interpretación de lenguas.* 1 Corintios 12:8-10

Estos son los dones de Dios a través de la Iglesia, mandados a nosotros para colocarnos en un sitio de salud.

El don de sanidad es un don que dispone Dios para detener el avance de la enfermedad y traer el poder de Dios para que el cuerpo sane.

Hay partes en su cuerpo que no sanarán, y por tal razón tenemos trasplantes de órganos. Muchos tejidos nerviosos no se regeneran, el tejido cerebral no se regenera y los órganos no se regeneran. Si Dios fuese a regenerar algo que no puede ser regenerado, entonces, ¿qué tipo de don se necesita? El don de milagros.

Si un espíritu maligno se apoderase de su vida, ¿qué necesitaría usted? Discernimiento de espíritus. ¿Cuán útil puede ser el discernir un espíritu si no puede liberarse de él? El discernimiento de espíritus conlleva el desalojo de espíritus de entre el pueblo amado de Dios.

Así, tenemos tres dimensiones de sanidad: (1) el sanar del tejido corporal, (2) la regeneración del tejido corporal, y (3) el remover todas las cosas lejanas a nosotros espiritualmente. Entonces, podremos venir ante Dios y darle a Él la gloria porque hemos sido beneficiados con sus bendiciones. *Dios no se glorifica por su enfermedad.*

En Juan 9:1-3 las Escrituras tratan con el ciego que Dios sana. Los discípulos le preguntaron si su ceguera era por los pecados de este o de sus padres. Jesús respondió: "No, esto es para la gloria de Dios".

> *Al pasar Jesús, vio a un hombre ciego de nacimiento. Y le preguntaron sus discípulos, diciendo: Rabí, ¿quién pecó, este o sus padres, para que haya nacido ciego? Respondió Jesús: No es que pecó este, ni sus padres, sino para que las obras de Dios se manifiesten en él.*
>
> Juan 9:1-3

Muchas personas toman este pasaje y alegan que la enfermedad es para dar gloria a Dios. *¡¡Nunca!!*

Era la *sanidad* de la enfermedad la que debía dar la gloria de Dios. Jesús no se detuvo y no lo sanó. Si la enfermedad hubiese sido para la gloria de Dios, Jesús se hubiese alejado y hubiese dicho "lo siento, esta enfermedad es para la gloria de Dios"; pero no dijo eso, sino que lo sanó. Esta sanidad milagrosa por el Señor era para la gloria de Dios. *Esta sanidad es llamada gracia mayor.* Esta representaba la gracia de la misericordia absoluta de Dios. He visto a personas tomar este pasaje y decir que la enfermedad es para la gloria de Dios

La Palabra dice que Dios no recibe ninguna gloria si nosotros terminamos en el sepulcro prematuramente.

> *Porque el Seol no te exaltará, ni te alabará la muerte; ni los que descienden al sepulcro esperarán tu verdad.* Isaías 38:18

El sepulcro no lo puede adorar; solo nosotros lo podemos adorar en nuestra generación (véase la historia de Lázaro en Juan 11).

¿Por qué cree que 1 Corintios 12 dice: "Y a unos puso Dios en la iglesia"? ¿Por qué? ¿Está allí por alguna razón? Está allí porque a veces el reconocer, el responsabilizarse, el arrepentirse, el renunciar y el resistir por sí solos no producen libertad. Se requiere de alguien que venga de Dios y represente a Dios, usando los dones de Dios en el ministerio. Es por esto que necesitamos ministerios de vuelta en la Iglesia y los santos ministrando unos a otros bajo la supervisión del ministerio quintuplicado.

Necesitamos un pueblo de Dios que sea ungido por Dios, levantado por Dios, siguiendo la Palabra de Dios, lleno del Espíritu de Dios; para hacer las obras de Dios, para edificar el cuerpo de Cristo y traerlos de regreso a la salud y a la sanidad. Esto es lo que nuestro ministerio representa y este es nuestro llamado.

Soy un regalo de Dios para usted. Soy un regalo de Dios porque soy un miembro del ministerio quintuplicado de Efesios 4. Soy un pastor diseñado para preparar, entrenar y prestar servicio a aquellos en el cuerpo, para que puedan empezar a cuidar del cuerpo. La intención de Dios es que usted sane a otros mediante sus dones y obra del Espíritu Santo, y usted no me necesita para ello. Usted debería estar haciéndolo, aunque el trabajo del pastor es más que preparar, entrenar y prestar servicio. También debe incluir el cuidado de quienes serán usados. *Muchas veces dirigimos nuestra atención a quienes están necesitados, a expensas de que nosotros mismos estamos en necesidad.*

En Santiago la pregunta se hace y es contestada: "¿Está alguno enfermo entre ustedes? Llamen a los ancianos de la Iglesia".

> *¿Está alguno enfermo entre vosotros? Llame a los ancianos de la iglesia, y oren por él, ungiéndole con aceite en el nombre del Señor. Y la oración de fe salvará al enfermo, y el Señor lo levantará; y si hubiere cometido pecados, le serán perdonados. Confesaos vuestras ofensas unos a otros, y orad unos por otros, para que seáis sanados. La oración eficaz del justo puede mucho.* Santiago 5:14-16

En 1 Corintios 12 se nos enseña que el cuerpo debe cuidar del cuerpo. Las referencias dadas aquí respecto de los dones del Espíritu Santo no son solo para los líderes de la iglesia, sino que también van dirigidas a personas laicas, a todos los santos. Al liderazgo se le instruye establecer un ejemplo para que todos los creyentes puedan realizar la obra del ministerio. Eso quiere decir que el liderazgo y los santos deben estar igualmente preparados.

> *ESTÁ MUY CLARO EN 1 CORINTIOS 12 QUE EL CUERPO DEBE CUIDAR DEL CUERPO EN TODA MATERIA DE SALUD Y RAZÓN.*

7

TEMOR, ESTRÉS Y FISIOLOGÍA

Hay muchas enfermedades que caen bajo estas categorías con una raíz espiritual en el miedo. Una de estas enfermedades es el síndrome químico de sensibilidad múltiple (SQSM/EA), conocida también como enfermedad ambiental.

SÍNDROME QUÍMICO DE SENSIBILIDAD MÚLTIPLE O ENFERMEDAD AMBIENTAL

Muchas de las personas con quienes tratamos y que tienen SQSM/EA han estado devastados por un periodo de entre cinco y veinte años. Muchos de ellos son "reactores universales". Quiero darle una idea de cuán extensa una sanidad puede llegar a ser con un par de historias personales. Mientras lea estas condiciones tenga en mente que estas personas hoy en día están totalmente sanas.

HISTORIA DE UN CASO DIFÍCIL

Esta persona en particular tenía diecisiete enfermedades periféricas y había estado sana por más de dieciocho años. Antes de la intervención de este ministerio, su pronóstico era "delicado".

1. Diagnosticada con el síndrome químico de sensibilidad múltiple como un reactor universal, esta persona era alérgica a alimentos

y químicos, que le causaban una reacción de tipo choque anafiláctico que incluía el cierre de la garganta. En un momento dado, estaba desnuda debido a la incapacidad de usar cualquier tipo de ropa, incluso ropa de algodón blanco. Estaba limitada a solamente un tipo de comida menos reactiva, y tenía que vivir en habitaciones forradas en papel de aluminio, en las montañas o cerca del océano. El oxígeno y la adrenalina eran necesarios para sobrevivir, y en esta condición llevaba ya diez años.

2. La sensibilidad a los campos electromagnéticos en esta persona era tan severa que tenía síntomas de paro cardíaco, hasta el punto de no poder encender un foco de veinte vatios o usar la calefacción durante los meses de invierno.
3. Exposición a herida química diagnosticable: estuvo expuesta por año y medio a una solución de formaldehido al 40 %, que se dejó destapada en el lugar de trabajo.
4. Desórdenes inmunológicos.
   a. Células ayudantes o supresoras fueron invertidas.
   b. Nivel elevado anormal del complemento C-3:212 (normal es 70 a 176).
   c. Complemento hem bajo hasta 20 (normal es 70 a 150).
   d. Bajo conteo de células B de 176.
   e. Bajo conteo de células T de 700 (normal es 1000 a 2500).

   Nota: el sistema inmunológico de esta persona ha sido probado medicamente y está cien por ciento normal.
5. Síndrome cerebral orgánico atípico (moderado general hasta deterioro severo).
   a. Principalmente en el hemisferio derecho, afectando el sistema límbico, el hipotálamo y el lóbulo frontal derecho.
   b. Dislogía, pérdida de memoria a corto plazo, afasia.
   c. Por diez años tuvo una caída de veinticinco puntos en su cuestionario intelectual.

d. Desequilibrio, pérdida de balance existente; esta persona se caía varias veces al día.

Hoy en día, esta persona tiene todas sus funciones cerebrales normales, después de pruebas.

6. Hipoparatiroidismo secundario.
7. Hipoparatiroidismo desde 1957; hoy medicamente verificada está "completamente sana".
8. Pérdida primaria de calcio renal (rara enfermedad de los riñones).
9. Deficiencia de estrógeno secundario debido a una histerectomía completa, múltiples tumores fibrinoides y quistes precancerosos en ambos ovarios.
10. Osteoartritis cervical y lumbar, con estrechamiento de C5/C6/L5, interespacios S1, requiriendo frenillos, tracciones, Demerol y hospitalización.
11. Leucopenia y neutropenia.
12. Disfunción del riñón secundario, debido a una disfunción previa por deficiencia renal y una diálisis renal (estuvo en coma por un mes).
13. Tasa de sedimentación crónica alta (indicativa de inflamación en el cuerpo) por diez años: 60–80 (0–20 es normal).
14. Positiva a la prueba IgE Rast para alergias tradicionales (desde la niñez). Rinitis perenne alérgica (polvo, moho, árboles, residuos animales, algunos alimentos, picaduras de avispa).
15. Enfermedades psiquiátricas.
    a. Esquizofrenia, episodios paranoicos catatónicos (iniciaron en 1962).
    b. Maníaca depresiva, depresión circular (inició en 1976).
    c. Múltiples personalidades: 14 (desde que tenía cinco años hasta el año 1992).

d. Ideas crónicas e intentos de suicidio (desde la niñez a los ocho años).

e. Anorexia nerviosa, bulimia, tuvo que ser hospitalizada y alimentada por medio de sondas (inicio en 1964); todo los anterior incluye comportamientos obsesivo-compulsivos, ansiedad repentina y desórdenes de pánico.

16. Mitosis crónica generalizada, artralgia difusa, tendinitis y bursitis, requiriendo inyecciones de cortisona en los gonces.

17. Infección crónica severa de vejiga.

EL ENCUENTRO CON ESTE SÍNDROME

Me topé con el SQSM/EA en 1990. Recibí una llamada de una persona que dijo: "Oigo que Dios realmente lo está usando en las vidas de las personas y creo que Dios puede sanarme a través de su ministerio".

Le pregunté: "¿Qué tienes?"; y dijo: "Múltiples enfermedades químico-sensitivas, y soy alérgico a todo. Fui expuesto a pesticidas hace como diez años y desde entonces mi sistema inmunológico se dañó y soy alérgico a todo; vivo en una habitación. No puedo estar con mi familia. Estoy en una habitación donde el piso está forrado con papel aluminio, las paredes son de piedra lisa; duermo en una cama de resortes desmantelada, forradas en un material especialmente acondicionado por un año. Apenas puedo comer algo; estoy con oxígeno y ejercicios respiratorios. No puedo dejar este cuarto o estar en la presencia de cualquier ser humano por mucho tiempo".

No sabía nada sobre la enfermedad, pero les dije que oraría por ello. Ya había tenido algunas experiencias en el área de alergias y la sanidad de ellas. Oraba por el asunto un día, y le pregunté a Dios qué quería que yo hiciera; tuve el permiso de involucrarme y lo hice. ¡Esta fue una decisión maravillosa de obediencia por mi parte!

Hoy, hay cientos de miles de personas sufriendo de SQSM/EA, es una de las enfermedades de mayor crecimiento en los Estados Unidos, junto con el *síndrome de fatiga crónica* y *sensibilidad a los campos electromagnéticos* (conocida también como disfunción de los campos electromagnéticos, DCE).

"Está bien, iré"; llamé al individuo y le dije: "Te voy a dar diez días de mi vida; dejaré el ministerio y lo que estoy haciendo aquí y viajaré hasta donde tú estás y no quiero nada de ti". Hice los arreglos para ver a esta persona por diez días.

Estaba en el avión, cruzando los Estados Unidos para llegar con alguien que no me conocía y que yo tampoco conocía. Esperaba ser sanado por Dios a través de mí, de una enfermedad de la cual no sabía nada. ¿Le gustaría a usted asumir una tarea así? Solo creía que Dios estaba en esto y que Él me hablaría y me guiaría para lo que sea que tuviera que hacer.

Mientras estaba en el avión con mi Biblia abierta tuve una conversación con mi "Jefe" sobre lo que tenía que hacer apenas llegase. Ahora la presión estaba acechando, y esperarían que hiciese algo. Sabía que podía orar, pero ¿sobre qué? Estaba dejando a mis dedos que hicieran el caminar y el Espíritu Santo el hablar. Le pregunté a Dios "¿Hay algo aquí? ¿Has dicho algo sobre esta situación?". Mientras hojeaba mi Biblia me topé con un pasaje. Este pasaje ha estado aquí desde los días de Salomón, hace casi 3000 años, en sus Proverbios.

> *El corazón alegre constituye buen remedio; mas el espíritu triste seca los huesos.* Proverbios 17:22

Empecé a estudiar ese pasaje y allí mismo *vi la conexión entre el espíritu del hombre y la enfermedad*. Hay personas que enseñan que no existe una conexión entre lo espiritual y lo físico. Este pasaje deja obsoleto este concepto de una vez por todas. Me di cuenta de que un espíritu destrozado o un corazón destrozado puede tener un impacto en nuestra salud.

Luego empecé a pensar sobre lo que significaba tener "secos los huesos". En este caso no era osteoporosis porque este individuo era muy joven para ello. Esta persona no tenía ningún problema anémico. Recordando mis años de universitario como estudiante de medicina, empecé a pensar en los huesos. ¿Qué es lo que hay en los huesos? Cosas. ¿Qué tipo de cosas? Corpúsculos rojos y blancos, el sistema inmunológico.

Parte del sistema inmunológico está entre la médula de los huesos. Otra parte está en el sistema linfático, las células B y T. Este pasaje habla sobre los huesos. Reflexioné por un momento y pensé: *Espera un minuto, aquí no dice que los pesticidas destruyen el sistema inmunológico.*

La Palabra de Dios dice que un espíritu o un corazón destrozados pueden destruir el sistema inmunológico, y pensé: *¿Es posible que este individuo haya sido destrozado espiritual y emocionalmente en algún punto de su vida?* Yo no lo sabía.

Arribé y me fui a la casa. El individuo me preguntó: "¿Dios te ha mostrado algo sobre mi enfermedad?"; y le respondí: "No sé, no estoy seguro; te tengo que hacer una pregunta: quiero saber quién te rompió el corazón; quiero saber qué sucedió para que este tipo de mal esté dentro de ti".

Desde ese punto en adelante estuvimos bien ocupados. Estoy feliz con decir que siete días después esta persona estaba en el *Sizzler Steak House*, restaurante especializado en carnes rojas, comiendo todo lo que se encontraba en el bufé, comiendo lo que estaba a la vista. Fuimos a la tienda local de yogur para comer hamburguesas, papas fritas y, claro, yogur. Recientemente hablé con esta persona y le pregunté si la SQSM/EA había regresado desde ese día.

Este era el inicio de mi viaje dentro de la SQSM/EA. Desde 1990, literalmente cientos de personas han sido sanadas de esta enfermedad en todo Estados Unidos. Han sido curadas de los extremos de verse obligadas por alergias severas a estar desnudas, incapaces de usar ropa, incapaces de comer casi todos los alimentos conocidos, alérgicas incluso al agua, con múltiples alergias desde DCE hasta síntomas de agotamiento. Estas personas hoy viven vidas normales y productivas sin recaídas.

Nuestro ministerio se considera "experto" en la sanidad de SQSM/EA de costa a costa. Hay personas que se especializan en el diagnóstico, pero no logran sanar a las personas. El ecologista ambiental, el alergólogo con todas las modalidades del misticismo oriental, modalidades alternativas, inyecciones contra la alergia, dietas rotativas, sauna, suplementos y otros tratamientos no han producido curas para el SQSM/EA a largo plazo. No he podido documentar ningún tipo de recuperación durante los últimos veinte años, aunque existen algunos reportes donde se establece una mejoría; pero, de nuevo, esta es solamente otra forma de manejar una enfermedad. Estoy aquí para decirle que hay muchas personas que están bien de salud hoy en día por el involucramiento de nuestro ministerio en sus vidas. ¡Aleluya!

Mis resultados, encontrados en miles de casos por todo Estados Unidos durante los últimos años, muestran que el SQSM o la EA son el resultado de una ruptura en una relación entre una persona que tiene la enfermedad y otra que no. La otra persona es usualmente un familiar cercano y una, dos o más de las cuatro circunstancias de la vida toman lugar. He encontrado esto en cada persona que he atendido en el ministerio, sin excepción. Aquí están las cuatro circunstancias de vida que existen de manera colectiva o singular en SQSM/EA:

1. Abuso verbal o emocional
2. Abuso físico
3. Abuso sexual
4. Motivación, (casi obsesiva) para cumplir las expectativas de un pariente con tal de recibir amor.

Simultáneamente los individuos se encuentran viviendo en una atmósfera estéril de amor y emoción, pareciera que están en una camisa de fuerza, por lo menos en lo que concierne a las relaciones.

SQSM/EA es un *desorden de ansiedad* que pone en peligro el sistema inmunológico a tal punto que las alergias, simples y complejas, eventualmente se desarrollan. La única forma de sanar el SQSM/EA es rompiendo el síndrome de ansiedad, para que el sistema inmunológico pueda sanar. Posteriormente las alergias disminuirán y muchas de las enfermedades periféricas acumuladas desaparecerán. Esto incluye la *cándida*, la *fibromialgia*, el *hipotiroidismo* y una lista sin fin. Esas enfermedades periféricas son nada, una vez que usted logra entender cómo ganaron terreno. Por esta razón, una vez que se ha lidiado con la raíz del SQSM/EA, los individuos se sorprenden al darse cuenta de que la cándida, la fibromialgia y el hipotiroidismo ya no existen en sus cuerpos. Si usted tiene SQSM/EA y está desquebrajado y agotado por la cándida, no se preocupe por ello, esta se irá. No ministro a personas con cándida, sería perder mi tiempo.

Si encuentro fibromialgia en conjunto con SQSM/EA, tampoco me molesto en ministrarle a esa persona. Estaría perdiendo mi tiempo porque esto es producto de un problema con cierta raíz. *Si empieza a perseguir a las frutas, entonces estará persiguiendo a un montón de frutos. Si usted va a la raíz y resuelve el problema, desde la raíz, entonces tendrá buenos frutos algún día.* Este es *un camino más excelente.*

No empiezo por el exterior, el alergólogo empieza por lo externo. El alergólogo trata de decirle que lo evite todo. Dios dijo que todo lo que hizo no era solamente bueno (Génesis 1:31); dijo que era *muy* bueno.

En nuestro ministerio lo primero que hacemos con las personas que están saliendo del perfil de las alergias por comida, es dejarles recibir toda la comida que quieran de vuelta en su vida. ¿Le gusta la *banana split?* Vamos por un poco. ¿Le gusta el yogur? Vamos por un poco. ¿Le gustan las galletas de chocolate? Vamos por un poco. ¿Qué quiere? ¡Dios solo creó cosas buenas!

¡Nosotros vamos tras lo que causa las alergias, y la medicina tradicional todavía no ha encontrado si hay una causa! Le están llamando una "herida química" o "susceptibilidad química", pero quiero decirle que las personas que tienen SQSM/EA no están, de hecho, reaccionando a ningún químico. ¡Las han engañado! ¡Las han dopado y decepcionado!

¿Cómo es posible que un gran porcentaje de nuestra población que vive en el mismo ambiente que la gente con alergias, yendo a las mismas tiendas, escuelas, iglesias y edificios, no tiene este problema? Si los químicos están causando el daño a un nivel celular, todos nosotros estaríamos con algún tipo de envenenamiento químico.

Encontramos que no es el olor lo que provoca la reacción. El olor ha programado una respuesta en usted, por ejemplo, el miedo. El olor no es algo a lo que usted es "alérgico a" o está "reaccionando a" y le hace enfermar. El olor es el refuerzo del envenenamiento mental y espiritual que le mantiene atado, y ese olor se convierte en un detonante. Si usted les tiene miedo a los ratones, le traeré un ratón y estaría sobre una silla en menos de un segundo; si digo que allí hay un ratón, todavía estaría en la silla, así nomás. La programación total de la mente humana tiene realidades fóbico-temerosas.

Le dije a una persona que su reacción a la EA venía de una respuesta en su glándula hipotalámica y no por una exposición química. No estaba de acuerdo conmigo. Me tomé mi tiempo y un día durante mi sesión ministerial, cuando tenía el equipo conmigo, casualmente caminé hacia la ventana y dije "¡Oh el exterminador está aquí para rociar el pesticida!". ¡Este individuo cayó en una reacción EA con tan solo pensarlo! Fue una reacción catatónica y experimentó una reacción masiva de EA; nunca fue expuesta a ningún tipo de químico u olor, y salió de la reacción en un espacio de diez a quince minutos. Vi a esta persona y le dije: "Nunca hubo ningún exterminador". Por supuesto que reaccionaron con enojo (lo puedo manejar); lo importante es que captaron el mensaje. La misma reacción EA ocurrió sin ningún químico o exposición y este individuo ¡supo que lo habían engañado! Esta misma persona hoy está completamente sana y alaba a Dios por su sanidad.

Llevamos a esta persona a comer a un restaurante de barbacoa. Usted sabe lo que el humo de leña les hace a las personas con EA, es un detonante grave.

Le ordenamos a este individuo una comida decente, y el restaurante acaba de destapar la barbacoa con el humo que se deslizaba por la chimenea. Nos metimos al auto y estábamos a punto de irnos, pero esta persona vio el humo, y solo con ver el humo ya estaba teniendo una reacción EA. Miré a este individuo y le dije: "¿Te acuerdas del exterminador?". "Oh, sí", fue su respuesta. Le dije: "Vamos a estacionar este carro y veremos el humo de la barbacoa salir de la chimenea para nuestro postre". Movimos el carro con mi equipo y lo detuvimos en la base de la chimenea; nos quedamos allí viendo el humo de la barbacoa. Su predisposición mental había construido de forma profunda la ansiedad y el temor. Esta persona supo una vez más que la habían "engañado".

LA REACCIÓN SQSM/EA DE FORMA ILUSTRADA

Digamos que nos estamos enfrentando a nuestro detonante. Hemos tocado las "comidas prohibidas"; estamos cerca del "olor prohibido";

alguien dice "el exterminador está aquí" y estamos programados inmediatamente para pensar que es el enemigo. De forma instantánea se genera una hormona proveniente del hipotálamo que se introduce en el flujo sanguíneo y se ancla en la célula receptora de los músculos del corazón. El ritmo cardíaco y la velocidad de la respiración aumentan, la rapidez en la respiración se inicia y puede ir desde muy lento hasta llegar al pánico, y puede llegar tan lejos hasta provocar un estado de anafilaxia, lo cual es muy peligroso porque puede provocar la muerte. Puede alcanzar el extremo de las realidades catatónicas y lo he visto suceder en las vidas de las personas. *Hemos sido muy exitosos en interrumpir episodios catatónicos, anafilaxia y pánico a cualquier nivel en que ocurren.*

En una reacción EA estamos expuestos a nuestro detonante, el ritmo respiratorio aumenta y esta rapidez produce algo llamado hiperventilación. Durante la hiperventilación suceden dos cosas: o tiene una reducción de oxígeno en el nivel superior de su cerebro o tiene un incremento en los niveles de dióxido de carbono. La hiperventilación interfiere con el transporte del combustible apropiado para sus células cerebrales. Por esta razón, en el caso de la reacción de EA avanzado, los individuos tienen dificultad al pensar, se les "nubla" el cerebro y luego son diagnosticados con el síndrome cerebral orgánico. Tienen el pensamiento nublado mientras pierden su concentración, *su temor se intensifica*. Estas personas sienten que literalmente están perdiendo la cabeza y no pueden percibir lo que está sucediendo. El miedo llega y se incrementa; más temores se desarrollan y más hormonas se despliegan; más temores, más hiperventilación, y pueden llegar a alcanzar el extremo de la realidad catatónica o anafilaxia. Pueden pasar de la calma al pánico muy rápido, con una avalancha masiva de hormonas. Una vez que los factores de estrés y su impacto han pasado, el miedo disminuye, el cuerpo vuelve a la normalidad y la reacción de EA termina.

Una reacción de EA no dura para siempre, aun así, lo que dura "para siempre" es la siguiente fase de la enfermedad: *la fase de la resistencia.*

Si una personal "normal" cruza la calle durante el tráfico y alguien toca la bocina de su carro, esta persona saltaría de la sorpresa. Si fuese a poner mi mano sobre un horno caliente, la etapa de alarma se activaría;

la *lucha* o *escape* entraría en efecto y me movería de manera inmediata y regresaría a mi normalidad. Las funciones necesarias para la homeostasis se reducirían, los componentes de *lucha* o *escape* bajarían, mi respiración descendería al nivel normal y resumiría mi estilo de vida habitual.

A continuación, el afectado es el hígado. Justo detrás de la corteza adrenal y la base iónica de nuestro cuerpo; ocurre la eliminación de iones H+, la retención de líquidos y de sodio. Empiezan a suceder muchas cosas, el cuerpo empieza a alocarse debido a que su base iónica, los niveles de ácido y de alcalinidad están desordenados.

La siguiente criatura que se aparece en el mercado de la vida es la *cándida*. La cándida ya sea que esté localizada o de forma sistémica es un desorden muy doloroso y también hace otra cosa: arrebata la autoestima. La cándida en una mujer le destroza la autoestima porque sus partes sexuales usualmente son las primeras en ser afectadas. Ahora nos topamos con más complicaciones debido a esto.

Mientras el miedo se intensifica y es cada vez más y más obvio que no se irá, entonces es cuando los rudimentos y las raíces de la fibromialgia se anclan. Sin razón aparente ocurren dolencias y cuando se tiene este tipo de dolor la fe empieza a flaquear. Nos prosigue el desaliento, la desesperación y más temor, y más y nos cerramos. Entonces cuando vaya donde el médico, le prometo que regresará con más temor.

Nuestro ministerio es uno de los pocos en el mundo en donde puede venir con SQSM/EA, síndrome de fatiga crónica y fibromialgia y escuchará que ¡usted tendrá un mejor día! La profesión médica le dirá que evite esto y aquello; puede ir donde varios practicantes y gastar 30 000 o más y eventualmente le mandarán al desierto de Arizona o a las montañas y océanos *con* su enfermedad para vivir en el aislamiento por el resto de su vida.

¿Hay alguien con SQSM/EA hoy? No sé si sanará hoy, pero sí puedo decir que no ha existido seminario alguno, desde que estoy en el ministerio, en donde se encuentre una persona con SQSM/EA y haya escuchado mis enseñanzas y no haya experimentado algún tipo de alivio a esta enfermedad y sanarse totalmente en treinta días.

Le diré otra cosa:

- ¡No tenga miedo!
- No vea sus síntomas, son una mentira.
- ¡Ya no se encuentra solo en esta enfermedad!

La *etapa de resistencia* del *Síndrome de Adaptación General* (SAG) permite al cuerpo continuar la lucha contra el detonante mucho después de que los efectos de la reacción de alarma se han disipado. Incrementa el ritmo en el cual los procesos de la vida ocurren; provee energía, proteínas funcionales y cambios en la circulación requeridos para enfrentarse a las crisis emocionales, ejecutando tareas agotadoras, pelear infecciones, etc.

En algún punto de esta enfermedad se llega a la tercera y final etapa del desorden de ansiedad o temor, la *etapa del agotamiento*. Ocasionalmente la etapa de resistencia falla en combatir el detonante y el cuerpo se rinde, en este caso el *Síndrome de Adaptación General* se coloca en la *etapa del agotamiento*. Un fuerte causante del agotamiento es la pérdida de iones de potasio. Existen mecanismos biológicos, espirituales y emocionales que rodean el SQSM/EA.

> *SIGO CONVENCIDO DE QUE ESTA ES UNA ENFERMEDAD DEL CORAZÓN ROTO.*

El corazón alegre constituye buen remedio; mas el espíritu triste seca los huesos. Proverbios 17:22

Cuando tiene el corazón roto, usted tiene *miedo*. Cando no se siente seguro, tiene *miedo*. Cuando tiene ansiedad, tiene *miedo*. La SQSM/EA es particularmente compleja porque se compone sobre la fundación del temor o el miedo, el cual continúa creciendo.

> *En el amor no hay temor, sino que el perfecto amor echa fuera el temor; porque el temor lleva en sí castigo. De donde el que teme, no ha sido perfeccionado por el amor.* 1 Juan 4:18

Desde este punto de vista del ministerio, cuando se lidia con SQSM/EA podemos traer a una persona a un lugar seguro. Seguridad primero ante Dios, luego hacia ellos mismos, y en tercer lugar hacia otros. *Tiene que haber una reconciliación en su corazón de los tres niveles para que su sanidad pueda tomar lugar.*

Finalmente, sanar del SQSM/EA es remover el *Síndrome de Adaptación General* (SAG) en sus tres componentes. A una mayor disminución de temor y ansiedad, mayor será la sanidad del sistema inmunológico. Digámoslo así: a mayor incremento en la ansiedad y el temor, mayor será la destrucción del sistema inmunológico. Mientras más se destruya el sistema inmunológico, aumentarán las alergias.

Mientras que el miedo, la ansiedad y el estrés se alejen, también las reacciones y la persona puede retomar cinco o hasta diez alimentos rápidamente. Es muy asombroso para tales personas. ¿Por qué será que un día están reaccionando a una comida en particular y al siguiente se dan cuenta que lo están comiendo, y seguirán comiéndolo desde ese día en adelante? ¿Qué cambió? ¿La comida? ¡No, fueron ellos! ¡Y las buenas noticias son estas: ya no tiene las reacciones, ¡pero puede comer la comida!

> *CUALQUIER COSA QUE NOS ARREBATE NUESTRA LIBERTAD PRODUCE EL MIEDO.*

Los elementos de la sanidad se inician con la confianza. La sanidad de SQSM/EA empieza con la habilidad para confiar de nuevo, para ser vulnerable otra vez. Encuentro que aquellos con SQSM/EA no quieren ser vulnerables porque no quieren arriesgarse a ser rechazados otra vez. Se esconden en un mundo de mecanismos protectores.

CONTINUACIÓN DEL MIEDO, EL ESTRÉS Y LA FISIOLOGÍA

EL SISTEMA ENDOCRINO

El sistema endocrino consiste en la glándula pituitaria, la glándula pineal, las glándulas paratiroides, glándulas tiroides, glándula de timus, glándulas adrenales, páncreas, ovarios, testículos y el hipotálamo. Le voy a decir dónde tiene la glándula de hipotálamo. ¿Cuántos de ustedes han luchado con la tensión? Cuando tiene tensión, ¿ha sentido que la parte posterior de su cabeza duele por esa tensión? ¿Recuerda cuál mano va allí? La glándula del hipotálamo se ubica en el tercer ventrículo. Aquí es donde empieza a dolor; con la tensión, el estrés y la presión usted empieza a sobarse el cuello, ¿no es así? Reviso la tensión en las personas solo con observar su cuello. Este es el efecto del estrés y la ansiedad.

La glándula del hipotálamo es el "cerebro" del sistema endocrino y emite varios tipos de mensajeros químicos hacia el sistema endocrino. Hay varios tipos de hormonas involucradas en lo que es el estrés y la ansiedad; la glándula del hipotálamo es el facilitador de muchas cosas. Repasemos esto.

Las hormonas viajan hacia sitios receptores en los músculos o tejidos donde una acción se produjo. Una reacción EA es el resultado directo de una combinación de hormonas, secretadas por el hipotálamo y el sistema nervioso central, activadas por la ansiedad y el temor.

Cuando están sujetos a su detonante, cuando están expuestos a lo que creen ser alérgicos, algunas personas reaccionan. A veces reaccionan y no saben que no están rodeados de su detonante, y esto parece reforzar su creencia en su "alergia".

He aprendido mucho sobre un enemigo invisible llamado "el espíritu del miedo", el cual puede ver a través de paredes y a través de usted, y sabe con exactitud lo que está sucediendo. Usted tiene un enemigo muy inteligente proveniente del segundo cielo que pueda haber obtenido acceso a su vida.

Seré honesto con usted: para poder lograr que una persona sea sanada de SQSM/EA, *el espíritu del miedo debe ser expulsado de su vida de una vez por todas*. Ahora, no sé si esto es parte de su teología; si usted puede sanarse de otra manera, ¡que Dios le bendiga! Sé que cuando el espíritu del temor se ha marchado las personas están bien. Las personas le tienen mucho miedo a los términos "demonio" o "diablo" o "espíritu maligno". El temor hacia lo maligno es una tragedia nacional en la iglesia cristiana.

Es una cosa tener el problema de *lucha o escape* por jugar en el tráfico o al cruzar los rieles del tren, pero una persona con SQSM/EA está equipada con *lucha o escape* todo el tiempo. Cuando se prepara para enfrentar a un enemigo invisible y desconocido, las partes de su cuerpo que son necesarias para la homeostasis se cierran, es allí cuando tenemos el inicio de cándida, hipotiroidismo, fibromialgia, síndrome de cerebro orgánico, agotamiento y todo lo demás.

La SQSM/EA está arraigada en gran inseguridad, desconfianza y miedo. Y también tiene otra base en la que se ampara: el ocultismo. Me gusta decir, metafóricamente, que SQSM/EA tiene dos piernas: una es el miedo y la otra el ocultismo. De hecho, el miedo es ocultismo. ¿Por qué? Porque proyecta en el futuro algo que no es, pero que lo muestra como cierto.

De forma interesante, muchas personas que recurren a nosotros no nos buscan en primera instancia, más bien nos buscan al último. No se supone que los pastores sepan nada sobre enfermedades, y aun así esas personas lo intentan todo, gastan todo su dinero y nada les funciona. Ellos escuchan que tenemos cierto éxito con un pastor y sus equipos de ministerio, y entonces vienen a nosotros.

Antes de llegar donde nosotros, han ido donde cualquier tipo de médico para cualquier tipo de tratamiento conocido por el hombre intentando recuperarse. En su búsqueda por estar bien, han violado cada pasaje bíblico. Han estado con cada practicante de la Nueva Era y cada practicante alternativo; han usado cada modalidad conocida por el hombre y todavía no se sienten bien. Usted debe tener cuidado al entrar a ese reino tratando de recuperarse porque abre su espíritu a cosas que traen tremendas consecuencias y arrastran más miedo y tormento. No estoy tratando de convencerle en esta parte, solo estoy compartiendo lo que sé. Sin parecer presuntuoso, con la ayuda del Señor, este ministerio ha tenido muchas victorias sanando enfermedades. Hablamos con mucha autoridad sobre lo que Dios ha hecho.

EL SISTEMA LÍMBICO

Echemos un vistazo al sistema límbico. ¿Alguna vez ha escuchado de la conexión mente-cuerpo? Así es como la ciencia lo llama, pero en el ministerio lo llamamos *la conexión de espíritu, alma y cuerpo.*

> *Y el mismo Dios de paz os santifique por completo; y todo vuestro ser, espíritu, alma y cuerpo, sea guardado irreprensible para la venida de nuestro Señor Cristo.* 1 Tesalonicenses 5:23

Una glándula principal del sistema límbico es el hipotálamo. De hecho, es llamado el cerebro del sistema endocrino, aunque de forma directa responde a la pituitaria; que es otra glándula involucrada en el sistema límbico. El hipotálamo es quien integra el sistema nervioso autónomo, así como el sistema endocrino.

Recuerde, la psicología dice que el alma se compone de dos compartimentos: el inconsciente colectivo y la conciencia. Eso no lo encuentro en las Escrituras, pero si encuentro el *espíritu, alma y cuerpo* como se hace referencia en 1 Tesalonicenses 5:23. Lo que la psicología está llamando el inconsciente colectivo es de hecho el "espíritu el hombre".

> *LO QUE LA PSICOLOGÍA ESTÁ LLAMANDO EL INCONSCIENTE COLECTIVO ES, DE HECHO, EL "ESPÍRITU EL HOMBRE".*

LA GLÁNDULA DEL HIPOTÁLAMO

La glándula del hipotálamo es un facilitador y el originador de las siguientes circunstancias de vida: *todas las expresiones de miedo, ansiedad, estrés, tensión, pánico, ataques de pánico, fobia, ira, enojo y agresión.*

Todos estos son desplegados y facilitados por esta glándula. *Solo responde a usted emocional y espiritualmente.* El hipotálamo es considerado "el cerebro del sistema endocrino"; pero no es un cerebro, es una glándula. *Es una respuesta del pensamiento, es una respuesta al ambiente en su vida.* Solamente va a producir lo que está sucediendo muy dentro de su *alma* y *espíritu.* Todo está conectado para que pueda existir el procesamiento del pensamiento y darle movimiento a la parte fisiológica de nuestras vidas. Así como el temor puede provocarle luchar o escapar, la paz puede invocarle paz.

Jesús dice esto:

> *La paz os dejo, mi paz os doy; yo no os la doy como el mundo la da. No se turbe vuestro corazón, ni tenga miedo.* Juan 14:27

¿Cómo se llamaba Jesús? El Príncipe de Paz (Isaías 9:6). Él es el arquitecto y diseñador de nuestra paz.

> *Porque un niño nos es nacido, hijo nos es dado, y el principado sobre su hombro; y se llamará su nombre Admirable, Consejero, Dios Fuerte, Padre Eterno, Príncipe de Paz.* Isaías 9:6

La Biblia dice que la paz perfecta pertenece a aquellos cuyas mentes están puestas en el Señor.

> *Tú guardarás en completa paz a aquel cuyo pensamiento en ti persevera; porque en ti ha confiado.* Isaías 26:3

El antídoto contra el miedo es la comunión con la Deidad. En 2 Timoteo 1:7 leemos que Dios no nos ha dado un espíritu de temor.

> *Porque no nos ha dado Dios espíritu de cobardía, sino de poder, de amor y de dominio propio.* 2 Timoteo 1:7

El poder representa al Espíritu Santo, el amor representa al amor del Padre y el dominio propio representa la Palabra de Dios, Jesús. Si está lleno de la comunión del amor de Dios el Padre y el del Hijo y del Espíritu Santo, el miedo no tiene oportunidad con usted. *Si escucha al miedo, no está escuchando a Dios.*

Síndrome de Adaptación General (SAG)

Me refiero al *estrés y a la homeostasis. La homeostasis puede verse como una respuesta específica del cuerpo por un estímulo específico.* Los mecanismos homeostáticos "sintonizan" el cuerpo. Si los mecanismos son exitosos, nuestro ambiente interno mantiene una química, temperatura y presión uniformes. Los mecanismos homeostáticos están configurados para contra atacar el estrés del diario vivir. Esto es normal, esto es lo que Dios creó. Ahora vamos a demostrar lo que pasa cuando las cosas no están bien.

Si el estrés es extremo o inusual, los procedimientos normales para mantener el cuerpo en balance pueden no ser suficientes. En este caso el estrés dispara un amplio rango de cambios corporales llamado *Síndrome de Adaptación General* (SAG). A diferencia del mecanismo homeostático, el Síndrome de Adaptación General no mantiene un movimiento interno constante. De hecho, hace lo contrario; por ejemplo, la presión y los niveles sanguíneos son elevados más alto de lo normal.

El propósito de estos cambios en el ambiente interno es el de preparar al cuerpo para enfrentarse a emergencias, estos cambios son conocidos como detonantes. Se puede decir que el hipotálamo es el perro guardián de cuerpo. Tiene sensores para detectar cambios en la química, temperatura y presión de la sangre.

La primera parte de un *desorden de ansiedad* es llamada la reacción de alarma. La reacción de alarma es una respuesta de lucha o escape y es la reacción inicial del cuerpo ante un detonante. En esencia, la reacción de alarma trae cantidades tremendas de glucosa y oxígeno a los órganos más activos para expulsar el peligro. Estos órganos son el cerebro (el cual debe estar muy alerta), los músculos del esqueleto (que deben alejar a un atacante) y el corazón (que debe trabajar vigorosamente para bombear suficientes materiales para el cerebro y los músculos). La hiperglucemia está asociada con la actividad simpatética; es producida por la epinefrina y norepinefrina de la médula adrenal, la inmovilización de grasa, la compartición de glucosa y la inmovilización de proteínas por los glucocorticoides.

El ritmo y la fuerza de las contracciones del músculo cardíaco se incrementan. Los vasos sanguíneos que le suministran a la piel y las vísceras, excepto por los pulmones y el corazón, caen en constricción. El bazo se contrae y descarga la sangre retenida, el hígado transforma grandes cantidades de glicógenos almacenados en glucosa. La producción de sudor aumenta, el ritmo de la respiración aumenta, la producción de saliva, las enzimas estomacales e intestinales disminuyen. Esta reacción toma lugar desde que la actividad digestiva no es esencial para contrarrestar el estrés. Esto produce la mala absorción. Impulsos simpatéticos hacia la médula adrenal incrementan su secreción de epinefrina y norepinefrina. Estas hormonas suplementan y prolongan muchas de las realidades del sistema nervioso simpatético.

Un estrés de lucha o escape crea un segundo escenario: *la fase de la resistencia*. La tercera etapa es la del *agotamiento* y esto puede ser progresivo a través de los años. Puede llegar de forma rápida o lenta. Lo que sucede es esto: cuando usted se enfrenta al detonante, sea conocido o desconocido, lo primero que se estimula es la glándula hipotalámica. Se generan impulsos nerviosos, los centros simpatéticos de la columna vertebral se activan, el sistema nervioso simpatético entra en acción, la médula adrenal es afectada, la producción de epinefrina y norepinefrina ocurre y luego inician las respuestas del estrés de un corazón acelerado, constricción de los vasos sanguíneos, la contracción del bazo, y sigue.

Vamos a la segunda parte del miedo, el estrés y la fisiología. Quiero iniciar con un argumento increíble por parte de la comunidad médica. Esta parte tiene que ver con el temor y cómo afecta nuestras vidas. Estados Unidos está plagado de temor; le tiene miedo a su padre, madre, esposo, esposa, hijos, jefe, enfermedad, muerte, al mañana, al hombre, al rechazo, al fracaso, al abandono, a los trenes, aviones, edificios, miedo a esto y a lo otro. Está por todos lados, ¿verdad? Fobias: fobias a los gérmenes, fobias a las personas y fobias a la comida.

Un detonante es cualquier cosa que está causando temor en su vida. Veamos que partes de su cuerpo puede afectar un solo detonante en un vistazo a largo plazo. Primero que todo, afecta la entrada del sistema nervioso central, incluyendo las adaptaciones del comportamiento. El hipotálamo integra la respuesta del miedo, allí es cuando las cosas empiezan a suceder.

CORTISOL

Ahora nos acercamos al cortisol. El cortisol es importante en la lucha o escape, pero si está presente en un término a largo plazo destruye tu sistema inmunológico. Lo que Dios ha creado para que podamos luchar contra un enemigo, ahora se ha vuelto en nuestra contra y se ha convertido en el destructor de nuestras vidas.

Ahora empieza la destrucción del sistema inmunológico. ¿Qué destruye el sistema inmunológico? ¿Los pesticidas? ¡No! Según la comunidad médica es el miedo, la ansiedad y el estrés. ¿Qué dice Proverbios 17:22? Un espíritu quebrantado seca los huesos.

> *El corazón alegre constituye buen remedio; mas el espíritu triste seca los huesos.* Proverbios 17:22

El continuo exceso de secreción de cortisol extiende la inmunosupresión, reduce la circulación de linfocitos y reduce los macrófagos. Aquí mismo los efectos negativos inician, aquí mismo tenemos el deterioro del sistema inmunológico. Cuando su sistema inmunológico está deteriorándose, como le mostraré, algo interesante sucede dentro de las células B.

Cuando usted tiene una reducción en el nivel de células B hasta este nivel, se desarrolla una relación de anticuerpos antígenos. Su cuerpo empieza a atacar todo y esto es lo que se conoce como *alergia*. El antígeno se convierte en el enemigo; pero el antígeno es el alimento que usted necesita, ahora el cuerpo está eliminando lo que necesita para poder permanecer con vida.

Puedo decir lo siguiente: *mientras la persona se desaparece en el miedo y el modo de autorrechazo, el cuerpo adapta un perfil de muerte.* ¿Por qué? Porque la persona ha sido asesinada. *¡Asesinada espiritualmente!* Son palabras muy fuertes ¿verdad? Ahora usted dice "¿Cómo son asesinadas espiritualmente?", cuando niega su existencia conforme Dios lo ve y se autorrechaza en la creación, entonces un espíritu de muerte entra en acuerdo. *Numerosas enfermedades son el resultado de esta dinámica espiritual.*

Todo lo que le he mostrado es lo que se ve afectado por un área del miedo, la ansiedad y el estrés. Ahora agreguemos quince diferentes áreas de una sola vez y ahora tendremos la composición de un grave problema espiritual y biológico.

Veamos lo que se dice de las otras enfermedades causadas por el alargamiento del miedo, la ansiedad y el estrés.

Usted puede decir "¡Vaya!, ¿cómo consiguió todo eso?".

Lo consigo de muchas fuentes, de la Palabra y estudiando lo que la comunidad médica ya sabe sobre eso. Una de las cosas que me gusta de la comunidad médica es que han hecho un buen trabajo investigando y documentando a nuestro enemigo, y quiero agradecer a la comunidad médica y a la industria psiquiátrica por sus investigaciones y documentaciones acerca de nuestro enemigo. Me han ahorrado mucho tiempo y gasto. Les agradezco por definir, mostrar y demostrar quién es nuestro enemigo.

SISTEMA CARDIOVASCULAR

Nota: aunque esta sección concierne a la enseñanza de las enfermedades cardiovasculares como resultado del miedo, la ansiedad y el estrés; voy a repasar toda la gama de enfermedades cardiovasculares incluyendo tres áreas adicionales y las enfermedades provenientes de estas áreas, así que usted tendrá la imagen completa de las enfermedades cardiovasculares sin importar su raíz.

RAÍZ ESPIRITUAL: MIEDO, ANSIEDAD, ESTRÉS

ANGINA (DOLOR)

La *angina,* por su definición en el diccionario, es cualquier enfermedad en donde ocurren espasmos y sofocaciones dolorosas. Desde un punto de vista fisiológico, la angina tiene principalmente tres tipos: primero, la *angina estable* (o clásica), que es causada por el cierre luminal y el endurecimiento de las paredes arteriales; el segundo tipo es la *angina inestable* y es causada usualmente por un vasoespasmo, que puede provocar un inadecuado flujo de oxígeno; y el tercer tipo es la *angina variante*, que involucra el completo engrosamiento de la capa miocardial, que de manera interesante ocurre de forma impredecible y casi exclusivamente cuando se está descansando. La hiperactividad en el sistema nervioso simpatético, producida por la relación del hipotálamo en la conexión mente-cuerpo, está claramente señalado en los registros médicos.

¿No cree que Dios sepa que el miedo y la ansiedad producen angina, dolor y otros problemas cardiovasculares? ¿Cree que Él sabe esto? Si lo sabe, ¿no cree usted que Él quiere que nosotros lo sepamos también? Es por esta razón que Él nos dijo en su Palabra lo que causaría ciertas enfermedades del corazón. Dijo que en los últimos días, los corazones de los hombres fallarán por el temor.

PRESIÓN ARTERIAL ALTA (HIPERTENSIÓN)

¿Qué es la *hipertensión?* Es un nivel alto en la presión sanguínea. Esta presión alta es el resultado del estrechamiento de los vasos sanguíneos, dejando así una resistencia al flujo, por ende, el incrementando la presión debido al regreso del flujo hacia los vasos coronarios. ¿Cuál es la raíz de la presión alta? El miedo, la ansiedad y el estrés.

Lo que estoy enseñando no es lo opuesto a la ciencia médica. No estoy en oposición a las ciencias médicas, de hecho, lo que veo en la Biblia comprueba las ciencias médicas y las ciencias médicas comprueban lo que hay en la Biblia. No encuentro ningún conflicto, es solo la tercera dimensión de nuestra existencia (el espíritu del hombre) la que no es reconocida usualmente por la comunidad médica o científica, y es esencial entender que el hombre no es solo cuerpo y alma sino también espíritu. Los problemas son, primeramente, espirituales, por ende, es necesario que el pastor entienda esta información.

AMARGURA, AUTORRECHAZO Y ODIO A SÍ MISMO

PAROS CARDÍACOS

Los *paros cardíacos* son el resultado del estancamiento de los vasos sanguíneos, o sea que a los tejidos cerebrales se les seca la sangre. A esto se le conoce como insuficiencia cerebrovascular y en algunos casos puede haber una hemorragia interfiriendo con la función, limitando el suministro de la sangre; pero no confunda esto con un paro hemorrágico, con lo que es un aneurisma. He observado que individuos que tienen paros también tienen un problema de autorrechazo, amargura y odio a sí mismos. Supongo que puede decir que cuando usted no se quiere a sí mismo, el estancamiento de las arterias es el inmediato fruto fisiológico.

ENFERMEDAD DEL MÚSCULO CARDÍACO POR INFLAMACIÓN

Este tipo de inflamación es una inflamación no bacterial y no es el resultado de una infección bacterial. Esta condición es parte de una nueva clase que hemos venido observando como una combinación del miedo, la ansiedad, el estrés, el autorrechazo, amargura y odio a sí mismo; y el mecanismo que produce esta inflamación (que es de naturaleza no bacterial) tiene un componente autoinmune en el que los corpúsculos blancos se congregan en el músculo del corazón. Cuando los corpúsculos blancos se congregan, hay una inflamación no bacterial como efecto secundario. Esto puede ser serio en el tejido cardíaco porque el corazón puede dejar de latir. Cuando veo corpúsculos blancos congregándose o veo actividad anormal de corpúsculos blancos, encuentro autorrechazo, autoamargura y autoodio.

ENOJO, IRA Y RESENTIMIENTO

ANEURISMAS

Un *aneurisma* es una hinchazón anormal (usualmente tipo globo) en un lado de una arteria causado por un debilitamiento en la pared arterial. Pueden existir aneurismas cerebrales congénitos y aneurismas aórticos. De cualquier tipo, un aneurisma involucra el hinchamiento o la ruptura de los vasos sanguíneos. Cuando encuentro vasos sanguíneos reventados o abultados, he encontrado enojo, ira y resentimiento en una persona. Como otra observación, esta enfermedad en particular es altamente hereditaria, no necesariamente como un defecto genético, sino como una enfermedad espiritual heredada. El enojo, la ira y el resentimiento no son genéticos, son espirituales, y son pecado.

Airaos, pero no pequéis; no se ponga el sol sobre vuestro enojo, ni deis lugar al diablo. Efesios 4:26-27

HEMORROIDES

Las hemorroides son venas varicosas. La raíz es la misma.

TROMBOFLEBITIS (INFLAMACIÓN DE LAS VENAS)

Este tipo de inflamación de las venas afecta principalmente a las venas superficiales del cuerpo, las cuales son visibles fácilmente en la superficie de la piel, especialmente en las piernas. Esta condición es muy común en personas que tienen venas varicosas. La raíz sigue al resto: enojo, ira y resentimiento.

DAÑO CONGÉNITO O HEREDADO EN EL ÚTERO

Un defecto de los vasos sanguíneos principales puede presentarse al nacer. Estadísticamente hablando, en los Estados Unidos la *enfermedad congénita del corazón* es hallada en 7 de cada 1000 nacimientos. La anormalidad genética puede ser asociada a un defecto del corazón, causando que el niño nazca con problemas cardiacos. A esta enfermedad la consideramos una maldición genética heredada.

Otras *enfermedades congénitas del corazón* pueden tener su origen en el útero (en el vientre). Tales como las infecciones, el sarampión en la madre durante el embarazo y los medicamentos ingeridos durante el embarazo pueden aumentar este riesgo. En los casos de daños en el útero, nosotros simplemente ministramos pidiéndole a Dios que obre un milagro creativo y restaure el tejido que haya sido dañado.

MÚSCULOS

DOLORES DE CABEZA POR TENSIÓN

Comenzamos esta parte discutiendo sobre el hipotálamo. Hemos hablado de cómo sobarse la parte trasera de su cuello cuando usted está tenso. El miedo, la ansiedad y el estrés producen tensión y dolores de cabeza por tensión.

DOLOR DE ESPALDA POR CONTRACCIÓN MUSCULAR

Esto va directamente ligado al sistema nervioso central y al sistema nervioso simpatético. Se deriva del miedo, la ansiedad y el estrés.

El siguiente sistema de órganos a ser afectado por el estrés es el tejido conectivo.

ENFERMEDAD DEL TEJIDO CONECTIVO

ARTRITIS REUMATOIDE

Tengo un pequeño desacuerdo con la comunidad médica en esta área. Me pregunto por qué la comunidad médica no ha podido ver que el miedo, la ansiedad y el estrés pueden jugar un papel muy importante aquí. Básicamente, si he de decir que es miedo, he de decir que las personas tienen miedo de sí mismas. De esto se deriva el autoodio, de ahí la culpa, para llegar al conflicto que causa el ataque de los glóbulos blancos al material conectivo de los huesos. Los glóbulos blancos comen hasta producir la artritis reumática.

ENFERMEDADES INFLAMATORIAS RELACIONADAS CON EL TEJIDO CONECTIVO

PROSTATITIS

En las enfermedades inflamatorias relacionadas con el tejido conectivo se ven dos tipos de inflamación: bacterial y no bacterial. En la inflamación bacterial, la persona es tratada con antibióticos. La inflamación no bacterial es causada por una secreción excesiva de histamina (sistemática o local) o por una proliferación de los glóbulos blancos, los cuales se ubican y producen la inflamación no bacterial. Esta es una enfermedad registrada como inflamación no bacterial de la prostatitis en los hombres o como *cistitis intersticial* en las mujeres. Son un par de enfermedades que le pueden ayudar a entender las raíces que existen aquí.

SISTEMA PULMONAR

ASMA

He enseñado esto por una década y finalmente la comunidad médica está de acuerdo conmigo: el *asma* no tiene nada que ver con lo que respiramos; no tiene nada que ver con la obstrucción de los canales respiratorios; no tiene nada que ver con el aspirar caspa, polvo, polen y demás, algo muy dentro de la persona es estimulado por algo igualmente interno.

El equipo de investigación de la *Johns Hopkins University Research* confirmó en 1996 este hallazgo que cambiará los cincuenta años de sabiduría convencional concerniente al asma. Nada de lo que usted respira le causa un ataque asmático. Puede ser heredado, pero proviene de miedo, ansiedad y estrés bien arraigados. Eso es lo que muestra la información médica. El asma es ahora considerada por la comunidad médica como un desorden de ansiedad. ¿Qué le parece esto?

EL SISTEMA INMUNE (O INMUNOLÓGICO)

INMUNOSUPRESIÓN O DEFICIENCIA

Hemos visto lo que produce la secreción excesiva de cortisol, lo que las catecolaminas hacen y cómo destruyen el sistema inmune, resultando en enfermedades. Las enfermedades autoinmunes no son el resultado de la inmunosupresión.

Las enfermedades autoinmunes no son el resultado de falta de glóbulos blancos. Las enfermedades autoinmunes ocurren cuando los glóbulos blancos atacan la piel y la destruyen. *Lupus, la enfermedad de Crohn, diabetes, artritis reumática y EM* son algunos ejemplos, y la lista sigue.

El cuerpo ataca al cuerpo porque la persona se ataca a sí misma espiritualmente en autorrechazo, odio a sí mismos y amargura. Existe una dinámica espiritual en la cual los glóbulos blancos se vuelven invisibles, redirigiendo el ataque a los tejidos vivos, ignorando así al verdadero enemigo, el cual es la bacteria y los virus. A medida que la persona continúa atacándose espiritualmente, el cuerpo finalmente se rinde y los glóbulos blancos comienzan a atacarlo. Este es un alto precio a pagar por no amarse usted mismo.

ENFERMEDADES AUTOINMUNES

Aunque la comunidad médica ahora asocia las enfermedades autoinmunes (incluyendo el lupus, la enfermedad de Crohn, diabetes [tipo 1], artritis reumática, esclerosis múltiple) con el miedo, la ansiedad y el estrés, he llegado a la conclusión de que la mayoría de enfermedades autoinmunes son principalmente el resultado de un espíritu de falta de amor, produciendo sentimientos de no ser amado, no ser aceptado, autorrechazo, odio a sí mismo, amargura acompañados de la culpa. De hecho, se puede decir que las enfermedades autoinmunes son primordialmente una enfermedad de odio a sí mismos con un estimulante adherido de miedo, ansiedad y estrés.

SISTEMA GASTROINTESTINAL

ÚLCERAS

Sé lo que ha estado leyendo acerca de las bacterias (*helicobacter pylori*) que causan las *úlceras*. Durante años, hemos creído (y la comunidad médica ha creído) que el miedo, la ansiedad y el estrés provocaban un aumento de la actividad dendrítica en el revestimiento del estómago, produciendo irritación y finalmente ulceración. Luego vinieron y dijeron "Bueno, hemos diagnosticado una bacteria, por lo que es un problema bacteriano".

SÍNDROME DE COLON IRRITABLE (SCI)

El *síndrome de colon irritable* (SCI) es un desorden de miedo, ansiedad y estrés, en el cual las dendritas causan el resoplo en el revestimiento del colon, muy similar a lo que ocurre en el revestimiento del estómago que produce las úlceras.

NÁUSEA Y VÓMITO

La *nausea* y el *vómito* también conlleva algo que puede ser considerado como estómago nervioso, o un resultado del miedo, la ansiedad y el estrés. La actividad gástrica excesiva en conjunto con el sistema nervioso central produce la náusea y en casos extremos puede resultar en vómito.

SISTEMA GENITOURINARIO

DIURESIS

La *diuresis* excesiva (eliminación de la vejiga) puede ser una consecuencia del miedo, la ansiedad y el estrés. Asimismo, la incontinencia se puede encontrar muchas veces en el desorden también del miedo, la ansiedad y estrés.

IMPOTENCIA

La *impotencia* afecta a muchos hombres en los Estados Unidos. Una reciente estadística indica que de 30 a 40 por ciento de todos los hombres en los Estados Unidos son impotentes. Detrás de esto está la raíz espiritual del miedo, la ansiedad y el estrés que se derivan del autorrechazo y la falta de autoestima.

FRIGIDEZ

La *frigidez* es un desorden en las mujeres, y detrás hallamos el miedo, la ansiedad y el estrés. A medida que el sistema de valores de una mujer ha sido comprometido, muchas veces su identidad sexual y su sensación de impureza pueden verse implicadas.

PIEL

ECZEMA

El *eczema* es un trastorno de la piel que incluye picazón, enrojecimiento, inflamación y en ocasiones pústulas que pueden o no exudar. El eczema se considera un desorden del miedo, la ansiedad y el estrés. Podría haber algunas consecuencias de la excesiva secreción de histamina o exceso de actividad autoinmune. Esta enfermedad es identificada claramente en Deuteronomio 28 como una maldición como consecuencia de la desobediencia a Dios y su Palabra.

ACNÉ

El *acné* es un trastorno de la piel generalmente en la cara, el cuello, la espalda y los hombros. Durante muchos años se consideró ser estrictamente una consecuencia del exceso de aceite en la piel como resultado de la pubertad. Sin embargo, recientes investigaciones médicas han identificado el *acné* adolescente como miedo, ansiedad y estrés, lo cual es el resultado de la presión de los amigos. No es un problema genético o biológico por sí mismo, pero en la mayoría de los casos los niños tienen miedo de los otros niños. Este nivel de miedo y ansiedad provoca el aumento de la secreción de histamina por detrás de la piel y también aumenta la secreción de aceite en la epidermis, causando acné. ¿No es esto un sorprendente descubrimiento? Es el resultado del miedo, la ansiedad y el estrés.

SISTEMA ENDOCRINO

DIABETES MELLITUS (TIPO 1)

Esta es una enfermedad autoinmune como la artritis reumatoide, aunque la comunidad médica ha agrupado estas en la categoría del miedo, la ansiedad y el estrés. Estoy de acuerdo en parte debido a que en esta enfermedad el sistema endocrino está implicado, de manera que interfiere con la capacidad del páncreas para producir suficiente insulina, o interfiere con la habilidad del cuerpo para utilizar la insulina que se ha producido. Una vez más, aún consideran que la raíz de esta enfermedad es el autoodio y el autorrechazo, junto con la culpa, pero con un estimulante de miedo, ansiedad y estrés atribuido.

DIABETES MELLITUS (TIPO 2)

La *diabetes* (tipo 2) no es una enfermedad autoinmune, sino un trastorno o desorden de ansiedad donde los glóbulos blancos interfieren con la función del tejido pancreático, pero el tejido no es destruido. Las posibles raíces espirituales son el temor a fallarle a los demás, miedo al fracaso, miedo al hombre, impulsado por el desempeño. También puede haber una incapacidad para recibir amor, un rechazo previsto, espíritus de falta de amor y un espíritu de muerte.

AMENORREA

La *amenorrea* es una interrupción o cese del ciclo menstrual en las mujeres. Detrás de esta hay una muy potente raíz del miedo, el estrés y la ansiedad. La comunidad médica ha definido su raíz como estrés emocional o depresión. Ha sido una increíble observación en este ministerio que muchas mujeres que han paralizado totalmente sus ciclos menstruales durante años, después de tratar con el miedo, la ansiedad y el estrés, han reanudado su ciclo menstrual como una de las primicias de su sanidad.

SISTEMA NERVIOSO CENTRAL

FATIGA Y LETARGO

La *fatiga* y el *letargo* se pueden encontrar como una tercera etapa en el marco del llamado *agotamiento* bajo el *Síndrome de Adaptación General del miedo, la ansiedad y el estrés*. El miedo, la ansiedad y el estrés son grandes contribuyentes a la fatiga, el letargo y el agotamiento.

Es sorprendente el número de personas que luchan contra esto. La comunidad médica no necesariamente lo atribuye a un virus, al exceso de trabajo o a la exposición a productos químicos, pero en los manuales médicos lo atribuyen al miedo, la ansiedad y el estrés.

COMER EN EXCESO

El *comer en exceso* incluye una característica adictiva. A veces se pueden observar los tonos de comportamiento obsesivo-compulsivo, pero, en definitiva, miedo al rechazo, miedo al hombre, miedo al fracaso y temor al abandono pueden ser poderosas fuerzas que impulsan a las personas y producen miedo, ansiedad y estrés a largo plazo. El aspecto de comer en exceso actúa como un chupete, dando una falsa realidad tranquilizante, en otras palabras, es un falso consuelo.

DEPRESIÓN

La *depresión* es muchas veces tratada por un medicamento antidepresivo como el Prozac, pero clínicamente hablando, la depresión es el resultado de un desequilibrio químico en el cuerpo. Se produce por un conflicto a nivel del espíritu o alma en el cual el sistema límbico responde a este estrés, y la depresión es el resultado del desbalance químico producido como respuesta del cuerpo.

INSOMNIO

El *insomnio* o la imposibilidad de dormir por la noche son un reconocido trastorno del miedo, la ansiedad y el estrés. La glándula hipotálamo (*Principles of Anatomy and Physiology*, p. 320. [Principios de Anatomía y Fisiología]) es uno de los centros para el mantenimiento del estado de vigilia y sueño. El sueño es regulado por la glándula hipotálamo. Si la glándula hipotálamo detecta un conflicto, miedo, ansiedad o estrés en la vida de una persona, la glándula responde interfiriendo con la tranquilidad de la persona. Un resultado de esto puede ser el insomnio.

ASPECTOS BÍBLICOS DETRÁS DEL DESORDEN DEL MIEDO, LA ANSIEDAD Y EL ESTRÉS

Nuestra enseñanza acerca del miedo, la ansiedad, el estrés y la fisiología continúa, y creo que necesitamos prestar atención a 2 Timoteo, lo cual nos dice que Dios no nos ha dado espíritu de miedo.

> *Porque no nos ha dado Dios espíritu de cobardía, sino de poder, de amor y de dominio propio.* 2 Timoteo 1:7

Las Escrituras también nos indican que debemos amar a Dios con todo lo que somos, y también al prójimo.

> *Jesús le dijo: Amarás al Señor tu Dios con todo tu corazón, y con toda tu alma, y con toda tu mente.* Mateo 22:37

Y el segundo es semejante: Amarás a tu prójimo como a ti mismo.
Mateo 22:39

Amados, si Dios nos ha amado así, debemos también nosotros amarnos unos a otros. 1 Juan 4:11

EL PASAJE DE 1 JUAN 4:18 ES FUNDAMENTAL PARA LA SANIDAD DE MUCHOS DESÓRDENES DE MIEDO, ANSIEDAD Y ESTRÉS, INCLUYENDO EL SQSM/EA.

Proverbios 15:13 y 17:22 son versículos introductorios para el estudio de las raíces espirituales.

El corazón alegre hermosea el rostro; mas por el dolor del corazón el espíritu se abate. Proverbios 15:13

El corazón alegre constituye buen remedio; mas el espíritu triste seca los huesos. Proverbios 17:22

Es muy obvio en estos pasajes que nuestro bienestar fisiológico puede verse afectado por la victimización y por el rechazo de los demás.

En 1 Juan 4:18 hay cuatro partes. Cada una de estas partes debe ser leída, reconocida y digerida individualmente para poder aplicarlas a nuestra vida.

En el amor no hay temor, sino que el perfecto amor echa fuera el temor; porque el temor lleva en sí castigo. De donde el que teme, no ha sido perfeccionado en el amor. 1 Juan 4:18

Parte A: "En el amor no hay temor"; no hay miedo en el amor, entonces, si usted no es amado perfectamente, *viene el miedo*. Si yo le amo, ¿va usted a tener miedo de mí? Si yo no le amo, ¿va usted a ser un tanto cuidadoso conmigo? En 1 Juan 4:18 dice que en el amor no hay temor. ¿Cuál es el antídoto al miedo?

Parte B: "El perfecto amor echa fuera el temor"; si el miedo viene de no ser amado o aceptado perfectamente, y si no hemos sido amados o aceptados perfectamente, entonces ¿adivine qué es lo que entra en nuestras vidas? Miedo. ¿Cómo está su discernimiento, puede usted decirme? Si existe el temor por no ser amado, si no hay amor, sobreviene el miedo. Ese es el temor que causa estas enfermedades. Entonces el antídoto sería recibir un amor perfecto, ¿o me podría decir que el amor echa fuera el temor?

Todas las enfermedades arraigadas espiritualmente, causadas por el miedo, constituyen un incumplimiento de relación a cualquier nivel. Podría ser una brecha en la relación entre usted y Dios. Podría ser una brecha en la relación entre usted mismo, porque usted no se perdona por algo que hizo hace mucho tiempo. Puede ser una ruptura entre usted y otras personas. Recuerde esto:

> *UNA ENFERMEDAD CON RAÍZ ESPIRITUAL ES EL RESULTADO DE LA SEPARACIÓN DE DIOS, SEPARACIÓN DE USTED Y DE LOS DEMÁS.*

El comienzo de la sanidad de las enfermedades con raíces espirituales es:

- Reconciliación con Dios y su amor, recibir su amor; reconciliación con Él como su Padre, haciendo la paz con Él.
- Reconciliación con usted mismo.
- Reconciliación con los demás.

Muchas personas entienden mal el concepto de "temor al Señor". Existen catorce palabras hebreas y siete palabras griegas distintas traducidas como "temor". Una de ellas específicamente traducida con referencia al "temor a Dios" tiene que ver con un *respeto reverencial* porque honramos a Dios por quién Él es.

Usted puede respetar a alguien por quien esa persona es, pero eso no significa que usted debe tenerle miedo. Saquemos la palabra "miedo" de nuestra mentalidad y hagamos un estudio griego y hebreo sobre esa palabra. Luego volveremos a enfocarnos en una traducción correcta.

Desde ese punto de vista, si el incumplimiento es entre Dios, nosotros y los demás, entonces el principio de toda sanidad es el reconciliarnos con Dios, hacer la paz con nosotros mismos y hacer la paz con nuestro hermano. En 1 Juan 4:18 dice: *En el amor no hay temor, sino que el perfecto amor echa fuera el temor.*

Parte C: "Porque el temor lleva en sí castigo"; es el miedo el que trae el tormento que produce la esquizofrenia paranoide. Es el miedo el que trae el tormento que produce DID (Desorden de Identidad Disociativo, anteriormente denominado DPM-Desorden de Personalidad Múltiple). Es el miedo el que trae el tormento que produce muchas enfermedades mentales y psicológicas, ya sea a través del componente heredado de la genética o el heredado por medio de los espíritus heredados que lo producen. La mayoría de las cosas que suceden en nuestros pensamientos ocurren porque tenemos miedo. Psicosis, fobias, pánico, miedo y ansiedad puede ser un tormentoso infierno entre las orejas y en la profundidad del corazón. ¿Cómo deshacerse del tormento? En la Parte B lo dije: "El perfecto amor echa fuera el temor".

Parte D: "El que teme, no ha sido perfeccionado en el amor"; esto significa que usted tiene miedo porque hay desavenencia en algún lugar de sus relaciones, ya sea con su padre, jefe, maestro, pastor, cónyuge o iglesia. Esto podría ser cualquier persona con la que usted no se siente segura, la cual no le cubrió con amor perfecto, que no le alimentó, no le perdonó, no le cubrió en su debilidad y le hizo intentar ser perfecto. Podría ser alguien que le denigró, que no le besó, que no le abrazó, que no le dijo que le amaba, que no le apoyaba. Todo lo que ocurre en ese nivel de no haber "sido perfeccionado en el amor", permite que un espíritu inmundo se ligue a usted. Este permanecerá allí hasta que usted sea libertado con amor perfecto. Sabemos esto porque las Escrituras dicen: "El perfecto amor echa fuera el temor".

> ***SI USTED NO PUEDE DAR Y RECIBIR AMOR, ENTONCES USTED TIENE MIEDO.***

Ahora quisiera preguntarle, ¿cuántas personas tienen dificultad recibiendo amor y cuántas personas tienen dificultad dando amor? Si usted no es capaz de dar y recibir amor, tiene el miedo del que estamos hablando. Este miedo produce las enfermedades mencionadas, enfermedades desde lo autoinmune hasta las relacionadas con el estrés.

Una vez más afirmo que es importante prestarle atención a 2 Timoteo 1:7, que Dios no nos ha dado un espíritu de temor sino de poder, de amor y de dominio propio. Confío en que usted tenga ahora mayor comprensión acerca de las raíces espirituales de muchas enfermedades que se derivan del miedo, la ansiedad y el estrés.

Las medicinas antiansiedad y antidepresivas no son la respuesta para el miedo, son solo bloqueadores neurológicos y agentes calmantes con efectos secundarios muy peligrosos, estos incluyen el Prozac, Paxil, Xanax, Klonopin y muchas más. Son drogas increíblemente peligrosas, sabemos esto porque estamos en la iglesia y porque los que están en el mundo no tienen el discernimiento acerca de la dinámica y base espiritual de nuestras vidas. Las drogas no son la solución, son una forma de control de la enfermedad, y Dios, nuestra gran autoridad, quiere que sepa que usted puede ser libre de la ansiedad porque esto no proviene de Él. Quiere que usted sea libre de vivir una vida de paz en lo espiritual, emocional y aun en lo físico. Si usted solo confiara en Él y se mantuviera alejado de los rudimentos y pensamientos del mundo, podría volver delante de Él con una fe sencilla. Las drogas son un pobre sustituto de la paz de Dios

Ese es *un camino más excelente.*

La paz os dejo, mi paz os doy; yo no os la doy como el mundo la da. No se turbe vuestro corazón, ni tenga miedo. Juan 14:27

Y curan la herida de mi pueblo con liviandad, diciendo: Paz, paz; y no hay paz. Jeremías 6:14

8

DISCUSIONES DE ENFERMEDADES ESPECÍFICAS

Antes de discutir enfermedades específicas, quiero que tome un tiempo para orar y que Dios trate con usted. Si necesita arrepentirse, arrepiéntase; si necesita reconocer en discernimiento, entonces reconozca en discernimiento. Que sea un tiempo privado. Dios conoce su corazón, sabe lo que hay ahí, usted no tiene que decírselo. Él conoce los pensamientos de su corazón; sabe aquello que está causando el problema en usted. No es una sorpresa para Él.

NUESTRA DECLARACIÓN CONCERNIENTE A LA DIAGNOSIS Y SU ÉXITO

Lo único que puedo hacer aquí en mi investigación de la enfermedad es, antes que todo, reconocer que estamos tratando con hipótesis. Aun desde el punto de vista secular del ministerio, tenemos que ver cuántos casos de largo término son sanados siguen así basados en la información que tenemos. Cuántos más casos de estudio que revisamos, más conoceremos. Debo decirle que nuestro ministerio está en la vanguardia de la enfermedad, aunque tenemos un largo camino que recorrer para obtener suficientes historias de casos en nuestra investigación para que podamos ver establecidos los patrones completos. Desde el punto de vista de la investigación, espero, y que sea algo sin mayores problemas, que pueda seguirme en el desarrollo de este caso.

ENFERMEDADES GENÉTICAMENTE HEREDADAS

DEPRESIÓN MANÍACA

La *depresión maníaca* es un defecto genético. En una pared de mi oficina tengo un cuadro de cromosomas. En el cromosoma X, sobre la sección 27, usted encontrará depresión maníaco/desorden bipolar. El gen defectuoso específico puede ser identificado por la ciencia, es un gene recesivo pasado por medio de la madre. Este es un defecto genético andarín que produce una reducción en la secreción de serotonina.

El Prozac es un estimulante de serotonina, pero no la aumenta la secreción, por tanto, no resuelve el problema. Las medicinas no resuelven los problemas; de hecho, pueden interferir en la manera de tratar la raíz de los problemas porque solo ocultan el verdadero asunto.

No le digo a la gente que deje las medicinas, eso sería una insensatez que nunca haré. Si usted está tomando medicinas por prescripción y llega ante Dios y trata el asunto de su salud, entonces y bajo la supervisión de un doctor, puede irse desintoxicado paulatinamente. Su cuerpo se ajustará si trata usted de tomar el camino de la nueva realidad química que ha sido creada por la terapia de medicinas. *En Adán, Dios nos creó perfectos; en el pecado, hemos venido a ser imperfectos.*

Hubo una maravillosa dama en Estados Unidos que me llamó. Su hermana había sido ayudada por nuestro ministerio. Me dijo: "Pastor, necesito ayuda. Soy una profesional, pero soy alcohólica. Mi matrimonio se está desintegrando. Estoy distanciada de mi familia; a punto de perder mi trabajo. Estoy usando Prozac, y me estoy desmoronando".

En dos sesiones de treinta minutos por teléfono, en un periodo de dos semanas, Dios la liberó del alcoholismo, sanó su corazón quebrantado y la liberó de su depresión y ansiedad. Años más tarde la vi. Estaba feliz, su matrimonio se había restaurado, había restablecido la comunión con la familia. No volvió a tocar el alcohol de nuevo. Dejó de tomar *Prozac* al finalizar la primera semana después de haber sido sanada. Ahora está llena de energía, va a la iglesia, está activa en el cuerpo de Cristo y vive con entusiasmo viva. Nos sentamos juntos y se regocijaba en el Señor, quien la había sanado y libertado.

Este libro no se trata de mantenerse de forma artificial. Si Dios hubiera querido que usted se mantuviera así, tendría que haber creado programas de movimiento artificial para su pueblo. Pero lo creó a usted perfecto, con un sistema inmune y un cuerpo que fue diseñado para cuidarse a sí mismo durante setenta u ochenta años, aunque pasados los setenta con algunos problemas. Por eso es que Moisés dijo en Salmos 90:

> *Los días de nuestra edad son setenta años; y si en los más robustos son ochenta años, con todo, su fortaleza es molestia y trabajo.*
>
> Salmos 90:10

Dios estableció la longevidad hace más de tres mil años.

El promedio de esperanza de vida en los Estados Unidos está por los setenta y seis años en la actualidad. Nosotros no hemos excedido los parámetros de Dios y no lo queremos, como un promedio, hasta la venida del Señor y el día del Señor en la primera resurrección. ¡Usted puede tratar de vivir hasta los 120 si quisiera!

EL SISTEMA INMUNE

Dios creó en usted un *sistema inmune* para mantener su cuerpo. Dios creó su cuerpo con capacidad para pelear contra los invasores. El promedio de personas desarrolla una célula de cáncer mutante o dos por lo menos 200 veces en toda la vida. En vista que tiene un sistema de salud inmune, las células asesinas están activas y en gran volumen, estas reconocen las células mutantes, los virus, las bacterias, y las atacan y destruyen. Dios creó su sistema inmune para protegerlo a usted, no para destruirlo. En todas las enfermedades autoinmunes, los glóbulos blancos deciden qué parte de su cuerpo está siendo invadida por el enemigo que debe ser destruido.

Su enemigo espiritual quiere destruir su sistema inmune, o sea, su médula. Su sangre se origina en la médula. Las células T, macrófagos, células supresoras y los glóbulos rojos se encuentran en la médula.

He aquí algunas formas en que Satanás trata de entrar en su médula, quiere:

- controlar sus pensamientos,
- hacer suya la espiritualidad del individuo,
- hacerle que siga la ley del pecado,
- crear rompimiento de relaciones interpersonales,
- iniciar contiendas y promover conflictos,
- promover las reacciones inadecuadas,
- iniciar el abuso verbal, físico, emocional y sexual, y
- hablar en primera persona, como si los pensamientos de él fueran los suyos, para que usted no reconozca que en realidad provienen del enemigo.

El miedo puede poner en peligro al sistema inmunológico, porque el miedo prolongado provoca el goteo excesivo de cortisol. El cortisol es un esteroide natural. Pero el cortisol no es el problema, pero el exceso de este es tóxico y destruye su sistema inmune. El cortisol es liberado en respuesta al miedo, o más concretamente, a la ansiedad.

Las relaciones rotas pueden causar que las toxinas entren en el torrente sanguíneo. La mayoría de los cánceres provienen de la pérdida y el conflicto causado por el miedo y la amargura. La amargura resulta en relaciones rotas. Muchos tipos de cáncer están ligados a la amargura. La palabra *amargura*, en el idioma griego, significa "veneno".

Cuando la amargura y el miedo le separan de los demás, una semirigidez de la membrana celular ocurre y las toxinas comienzan a recogerse a nivel celular. Una vez que un cierto nivel de toxicidad es alcanzado, los centinelas inmunes de sus células, los dos antioncogenes, son destruidos.

Estos antioncogenes son enzimas que lo protegen de la mitosis que produce cáncer. La mitosis celular es la división de las células que causan la multiplicación de las células de cáncer. Entonces se forma un tumor. El espíritu de la muerte y el espíritu de la enfermedad entran en acción. La amargura produce una enfermedad hasta la muerte, porque la amargura es una forma de asesinato.

LUPUS

El *lupus* es una enfermedad autoinmune en la que los glóbulos blancos atacan el tejido conjuntivo de los órganos. En California ministré a una bella dama que había sido sanada de lupus; fue médicamente diagnosticada, documentada por medio de la historia del caso de su médico, y ahora está sanada de lupus. Todavía hoy puedo recordar cómo sonaba su voz hace apenas cuatro años cuando me llamaba por teléfono. Me decía: "Pastor, volví al doctor y no pudo encontrar evidencia de lupus en mi cuerpo; se ha ido". *El lupus está enraizado en un extremo de autoodio y autoconflicto, e incluye la culpa. El comportamiento también puede estar implicado.*

ESCLEROSIS MÚLTIPLE

La *esclerosis múltiple* ocurre cuando los glóbulos blancos deciden que la vaina de la mielina del nervio es el enemigo. Investigaciones recientes han mostrado que no solo la vaina de la mielina es afectada por el ataque de los glóbulos blancos, sino que el nervio mismo es dañado. Esta información reciente no la sabía anteriormente, pensaba que era solo la vaina de la mielina. La vaina de la mielina es como el aislamiento alrededor del nervio, así como el caucho aísla la parte exterior de una cuerda eléctrica.

La *esclerosis múltiple* ocurre cuando los glóbulos blancos vienen como un Pac-Man de los tiempos modernos y da un mordisco fuera de la parte cubierta alrededor del nervio, haciendo cortocircuito. No es que allí haya un problema con los músculos, es que el nervio que hace que los músculos funcionen ha producido un corto circuito durante el proceso de transmisión. A eso se le llama *esclerosis*, y en la esclerosis múltiple hay más de estos huecos creados. La reciente información médica es que el nervio mismo también ha sido severamente dañado en casos avanzados de EM.

En un pequeño porcentaje de casos, la persona eventualmente muere porque los músculos que son necesarios para la respiración y que ya no están funcionando; sin embargo, el 85 % de estas personas vive una vida normal. Por lo general, el tejido del nervio no se regenera, por eso es que ciertas partes de su cuerpo no sanan. Ante esto, es que se debería esperar un milagro creativo de Dios y ministrar para restaurar este tipo de daño.

La EM tiene una raíz profunda en el autoodio y la culpa, y espiritualmente está muy cercana a la diabetes en lo que involucra el rechazo del padre. Digo con esto que *el padre es responsable por la salud espiritual de la familia, es responsable por el sistema de valores y autoestima de todos los que la componen.*

No les doy a los hombres mucho descanso, y esto se debe a la tragedia en mi propia vida. Tuve que aprender esto de la manera que la Palabra lo enseña, no de la manera que ha vivido mi generación. He tenido que hacer algunos cambios paradigmáticos en mi pensamiento como ser humano y hombre de Dios. Tengo que representar a Dios el Padre ante mis hijos, tengo que ser para mi esposa como Cristo lo es para la Iglesia. No tengo elección.

LOS VIRUS

Un *virus* no tiene como origen su propia vida. Es una mutación de lo que está ya genéticamente en otra forma de vida y luego muta después de su descarrío. Los virus son un descarrío de materiales genéticos que producen varias clases de interferencia en la carne humana. Eso es un virus. Es una forma de vida genética mutante que parece tener mente propia. Es difícil destruirlo, y en el caso de VIH, por ejemplo, se puede rehacer a sí mismo en forma diferente al tomar el código genético de un organismo vivo, utilizando ese material para producir su propia forma genética.

He llegado a una conclusión: en el ministerio he estado atacando virus desde esta base y sanando enfermedades incurables relacionadas con el virus, por lo que considero que los virus son *espíritus de enfermedades* y son una expresión fisiológica de la obra de espíritus malos trabajando en conjunto con la carne del hombre y su genética. Puedo imaginarme que *un virus tiene una inteligencia detrás que desafía la imaginación.* Una bacteria flotando alrededor solo se duplicará a sí misma, y sigue siendo bacteria, esta clase tiene una "forma de vida"; sin embargo, parece ser muy inteligente. Detrás de un virus hay algún tipo de inteligencia que no es de Dios.

He estado atacando virus como espíritus de enfermedad, porque es algo que encontré en la Biblia.

> *Y había allí una mujer que desde hacía dieciocho años tenía espíritu de enfermedad, y andaba encorvada, y en ninguna manera se podía enderezar. Cuando Jesús la vio, la llamó y le dijo: Mujer, eres libre de tu enfermedad.* Lucas 13:11-12

Con sus palabras, Jesús echó el espíritu de enfermedad. Jesús sabía algo que yo no sé. Estoy 2000 años más tarde, pero con cierta ventaja de la tecnología, para tratar de entenderlo, y estoy llegando a la misma conclusión que Él llegó: hay algo ajeno que es inteligente, un ser invisible que aflige la carne del hombre y sus tejidos. No nos puede matar, ni destruir, pero nos puede desviar. Así que, he tratado de echarlo fuera y ha funcionado. ¿Por qué es que tenemos un virus asentado, pasando el tiempo, no haciendo daño físico, y luego, cuando es liberado por otro problema espiritual como el miedo, la ansiedad y la tensión o estrés, este ser hace daño al cuerpo? ¿Piensa usted que hay conexión?

¿Es posible hacer que un virus se quede inactivo para siempre si tratamos con otro problema espiritual? Esa es una pregunta interesante, y ciertamente es algo que debe estudiarse con insistencia.

HERPES

Cuando adquirimos *herpes* tenemos más de una clase. Los hay sencillos, ya sea herpes genital o de fiebre que causan ampollas, y los hay virales. Ahora, ¿usted está diciendo que el herpes zóster es viral? Esto es lo que dicen los doctores, pero cuando se adquiere herpes, que es de tipo viral, la razón es un problema espiritual. Hay varios casos de herpes que he tratado. Es asombroso cuando el herpes parece ir disminuyendo, sin embargo, bajo tensión, resurge. Las bacterias se pueden destruir fácilmente, pero los virus son difíciles de destruir porque mutan, cambian, se esconden o quedan inactivos por años. De nuevo, parecen ser producto de una inteligencia detrás que desafía la imaginación.

EL CÁNCER

Quiero ser sincero al decir que no tengo todas las respuestas para el cáncer. Es una las enfermedades más temidas de esta generación, sin embargo, hay algunos cánceres sobre los que hemos obtenido cierta visión.

Nota del editor: el cáncer, que es el resultado de la metástasis de las células de otras partes del cuerpo, es un desafortunado resultado de la enfermedad, y puede no tener nada que ver con la raíz de la fuente original.

CÁNCER DE COLON

He llegado a la conclusión de que esto está profundamente enraizado en la amargura y la calumnia. La Biblia dice que la vida o la muerte está en el poder de la lengua. Toda palabra que hemos hablado y que es mala, será guardada para el juicio contra nosotros.

> *Más yo os digo que de toda palabra ociosa que hablen los hombres, de ella darán cuenta en el día del juicio.* Mateo 12:36

¿Sabía usted que cuando habla mal contra alguien es una maldición, y que lo que habla contra otro vuelve en contra de usted? Puedo citarle un texto, Jesús dijo que los pecados que retengamos serán retenidos, y los pecados que remitamos serán remitidos.

> *A quienes remitiereis los pecados, les son remitidos; y a quienes se los retuviereis, les son retenidos.* Juan 20:23

Cuando entramos en el área de los chismes y calumnias, soplonerías, sedición, anarquías, divisiones, causante de problemas, no promovedores de paz, siendo instrumentos de divisiones y anarquía, me pregunto si estos pecados bien pueden ser la causa del cáncer de colon.

CÁNCER DE LA PIEL

No sé si es de raíz espiritual o no, la evidencia parece involucrar el cuidado del templo (el cuerpo) y mantener la piel cubierta apropiadamente para protegerla de los rayos ultravioleta.

CÁNCER DE SENO

Le diré algo que realmente le impresionará, y pido por favor que no se asuste: el 10 % de todo cáncer de seno en los Estados Unidos son causados por los mamogramas.

Las damas que desarrollan cáncer de seno como resultado de los mamogramas tuvieron una predisposición para el cáncer con solo un antioncogene. Los rayos X de los mamogramas destruyeron el único antioncogene que quedaba, la célula llegó a estar comprometida, y el cáncer de seno comenzó. Como pastor, le diría a cualquier dama: "Si usted se va a hacer un mamograma, podría costarle poco dinero, pero vaya primero a un oncólogo y hágase la prueba".

Sé que ellos dicen que han reducido la dosificación de la radiación y que han cambiado los mecanismos de esta, por lo que ahora los mamogramas son seguros y no destruyen los antioncogenes que están presentes como resultado de una sobredosis de radiación. Eso es lo que ellos dicen cuando se les hace la pregunta. Pero mi recomendación es que usted primero lo revise, especialmente si existe alguna historia de cáncer de seno en su árbol genealógico.

Uno de los primeros casos de cáncer de seno en los que me involucré fue en 1984. Una dama vino ante mí un par de días antes de su cirugía programada para una mastectomía radical. Me involucré en su vida, y tomó un rato imaginar lo que era la raíz espiritual de su cáncer. Había sido competencia, rivalidad de hermanos (entre las mujeres de su familia), y las mujeres estaban compitiendo con su madre por la supremacía. Era un revoltijo. Había una tremenda cantidad de amargura y riñas. La llevé ante Dios y la ayudé a perdonar a sus hermanas y a su madre. Esta mujer tenía una fuerte raíz de amargura.

Con relación a la raíz de amargura, hay un antiguo dicho: "Se las come como un cáncer". Si usted tiene un tipo de enconado resentimiento y amargura desde hace mucho tiempo, entonces su cuerpo producirá toxinas que eventualmente se acumularán a un nivel y volumen que destruirán los antioncogenes del sistema inmune a nivel celular de los tejidos del seno.

En el caso de esta dama, después de que empecé a ministrarle, venimos ante Dios y miramos todas las cosas que ella había estado haciendo; y se arrepintió ante Dios por esa enemistad de tanto tiempo. Su madre tenía una historia del mismo tipo de conducta con sus propias hermanas. Estas hermanas se habían odiado entre ellas por generaciones. Estaban en una pelea de gatos todo el tiempo.

Esto tiene más de diez años, y ella sigue viva. ¡Alabado sea Dios! El cáncer de seno proviene de pecados como el conflicto y la amargura entre las mujeres y su hermanas o suegras. Los *quistes de seno* son muy parecidos. Muchas mujeres adquieren quistes del seno y piensan que es cáncer.

DESCARGO de responsabilidad: Este perfil representa un alto porcentaje de casos de cánceres de seno, pero existen también muchos otros casos.

Nota: desde que se hicieron los primeros acercamientos a este conocimiento, ha surgido nueva información sobre el cáncer que ahora está siendo documentada en todo el mundo por doctores como casos de estudio. Esta información es sorprendente aun para este escritor, aunque he visto por años que la amargura se encontraba comúnmente relacionada con el cáncer de seno y la enfermedad de quistes fibrosos.

Por medio de nuestro ministerio se están documentando las historias de casos respecto de la amargura. La idea es como sigue: los quistes o tumores que aparecen en el tejido izquierdo del seno parecen el resultado de amarguras y conflictos no resueltos entre mujeres y que tienen parentesco sanguíneo, tales como madre, hermana, tía, abuela; los tumores o quistes que aparecen en el lado derecho parecen ser el resultado de amarguras y conflictos no resueltos entre la mujer que tiene el tumor y otra mujer (sin parentesco sanguíneo), tales como la suegra o una persona del lugar de trabajo o una persona de la iglesia. Aunque hay excepciones, esta observación se mantiene verdadera en más del 80 % de todos los casos de cáncer. Pero hay un crecimiento en el número de mujeres que están siendo sanadas; de hecho, los tumores de seno desaparecen cuando una mujer perdona a otra mujer.

Estoy animado porque es posible tener esperanza de que las mujeres no sean sanadas de cáncer de seno, sino porque es posible verdaderamente prevenir este tipo de cáncer. Mujeres perdonando a otras mujeres es fundamental para prevenir el cáncer de seno. De hecho, esta nueva idea es tan asombrosa que *este escritor tiene la fe para creer que las familias ahora tienen la facultad de prevenir el cáncer en sus generaciones, y no solamente ser sanadas.*

CÁNCER DE OVARIO

El *cáncer de ovario* surge en las mujeres que se odian a sí mismas o a su sexualidad. Espíritus inmundos y faltos de amor que las acusan por su falta de limpieza de su sexualidad pueden conducirlas a la amargura y a detestarse a sí mismas con relación a su sexualidad.

CÁNCER UTERINO

El *cáncer uterino* puede ser causado posiblemente por promiscuidad y falta de limpieza; sin embargo, detrás de la promiscuidad y la falta de limpieza está la necesidad de ser amado y ese es otro factor para esta enfermedad.

LA ENFERMEDAD DE HODGKIN Y LA LEUCEMIA

La *enfermedad de Hodgkin* y la *leucemia* son parecidas. Son similares porque en la de Hodgkin (linfático) y la leucemia (la sangre) la causa de la raíz es la misma, los factores son los mismos. He encontrado que la enfermedad de Hodgkin y la leucemia muchas veces son causadas por raíces profundas de amargura que se derivan de rechazos no resueltos por un padre. Siempre he encontrado una brecha entre la persona que tiene la enfermedad y su padre. Nunca he encontrado una madre involucrada en la brecha. El abandono literal o emocional por parte de un padre también está implicado.

CÁNCER DE PRÓSTATA

El *cáncer de próstata* viene de la ira, la culpa, el odio a sí mismo y la amargura. Todo cáncer que tiene una raíz espiritual involucra algún tipo de amargura contra alguien por alguna razón. Esto envuelve daños de largo plazo, dilatados, enconos, que llevan a la muerte.

Hay una cantidad de personas culpando a Dios por sus problemas, pero Él no es culpable. Seamos honestos: la Palabra de Dios dice en Santiago 1:13 que Dios no tienta a nadie con el mal.

> *Cuando alguno es tentado, no diga que es tentado de parte de Dios; porque Dios no puede ser tentado por el mal, ni él tienta a nadie.*
>
> Santiago 1:13

Cuando nos salimos de los mandamientos de Dios, nosotros mismos abrimos la puerta a las "bendiciones" del diablo. Es tan sencillo como eso. Cuando usted comienza a odiar a su hermano, recibirá la recompensa del premio. Por medio de un hombre el pecado entró en el mundo y la muerte por el pecado (Romanos 5:12). Por medio de la desobediencia de un hombre vino el pecado, pero por la obediencia de otro hombre, Cristo Jesús, somos libres. O somos hijos e hijas obedientes a Dios o desobedientes a Dios.

¿Tiene el diablo derecho legal en usted después de la conversión? No estoy seguro de eso. Muchas personas luchan con esta pregunta: ¿Puede un cristiano tener un espíritu maligno? No estoy seguro de tener la respuesta a eso, pero la cambio por esta pregunta: ¿puede un espíritu maligno vivir en un cristiano?

Nota del editor: se debe entender y distinguir que no todas las protuberancias son cancerosas. Hay dos tipos de protuberancias: uno es el tumor fibroide (benigno) y otro que se debe considerar canceroso (maligno). *Mi observación es que cuando un tumor no llega a ser maligno, ello envuelve amargura contra uno mismo. Pero cuando se convierte en maligno es que hay amargura contra los demás.*

INFLAMACIÓN NO BACTERIAL

Hace unos tres años nos tropezamos con una nueva enfermedad, una combinación de dos enfermedades fusionadas en una. Su raíz es una combinación de ansiedad, temor, culpa y autoodio, que produce algo llamado *inflamación no bacterial*. La inflamación viene de intrusión bacterial. Cuando usted tiene intrusión bacterial, va al doctor y él le receta antibióticos. ¿Qué pasa si usted tiene inflamación y le dan antibióticos, pero no existe materia de intrusión bacterial? Si usted continúa tomando los antibióticos, no va a tener ningún alivio, y después de un tiempo usted va a terminar con cándida. El uso continuo de antibióticos destruye la flora del cuerpo y va a necesitar mantenimiento de la flora del cuerpo para mantener su balance. ¡Usted no querrá destruir todos los microbios! ¡Algunos son útiles!

CISTITIS INTERSTICIAL

La *cistitis intersticial* es una hinchazón e inflamación del tejido de la vejiga de las mujeres. Es muy doloroso, no es bacterial, y el tratamiento común para esto es suministrar antibióticos. El antibiótico prescribe, no porque haya bacteria presente, sino porque cierto antibiótico ha sido desarrollado que tiene propiedades antiinflamatorias. El propósito del antiinflamatorio es bajar la hinchazón. En la cistitis intersticial lo que usted tiene es hipersecreción de histamina, lo que produce hinchazón y la proliferación de glóbulos blancos, provocando inflamación e hinchazón. En los hombres a esto se le llama *prostatitis*.

PROSTATITIS

La *prostatitis* también es una enfermedad que implica inflamación no bacterial en los hombres. La prostatitis es muy seria porque puede conducir en cierto sentido al cáncer de la próstata. La prostatitis implica dos dimensiones: como cistitis intersticial, y aquellas de secreción excesiva de histamina y una proliferación de glóbulos blancos en el sitio.

En estas enfermedades de inflamación no bacterial la raíz espiritual, como ya se mencionó, es el temor y la ansiedad, lo que produce secreción excesiva de histamina. Al autorrechazo y el autoodio aparejado con algo de culpa producen la proliferación de glóbulos blancos.

OTRAS ENFERMEDADES

TRASTORNO POR DÉFICIT DE ATENCIÓN

Existen tres rangos: el rango bajo, el rango medio y el rango alto (hiperactividad). Principalmente tratamos el TDA en niños; tratar el TDA en adultos es más difícil. El TDA proviene de un espíritu mudo y sordo. Hay muchas clases de enfermedades psicológicas que caen bajo la categoría de mudos y sordos. Jesús expulsó un espíritu mudo y sordo de una persona que no podía hablar.

> *Y cuando Jesús vio que la multitud se agolpaba, reprendió al espíritu inmundo, diciéndole: Espíritu mudo y sordo, yo te mando, sal de él, y no entres más en él.* Marcos 9:25

Entendemos que el TDA es una interrupción neurológica, también entendemos que es o puede ser de familia o hereditario. Parece que está presente en el árbol genealógico. Tenemos fuerte sospecha que está ligado a un espíritu mudo y sordo que está atando a la persona.

Tenemos un testimonio de éxito en la sanidad del TDA. En una ocasión se preguntó acerca del TDA en adultos contra el TDA en niños (no tengo experiencia de sanidad de TDA en adultos, a nivel niños). Me trajeron a un niño porque la escuela había dicho que necesitaban una reunión con los padres, ya que este niño era tan perjudicial que debían ponerlo en una silla con la cara hacia la pared en el aula. Estaba totalmente aislado en un salón de clases, y aún así no lo podían contener.

Cuando los padres recibieron la carta y vinieron a mí, era obvio que el siguiente paso que el consejero de la escuela iba a recomendar sería suministrarle una medicina llamada Ritalín.

El Ritalín es una medicina muy peligrosa, esta droga es la vergüenza de nuestro sistema escolar en los Estados Unidos porque es una manera haragana para salir del problema. La información que tengo sobre los niños que están bajo el tratamiento de Ritalín es que una investigación de una organización a nivel nacional con relación a los niños con Ritalín arrojó que el 50 % de ellos, en algún momento de sus vidas, terminaron enredándose con la ley y en la cárcel. Esto ha sido directamente relacionado y atribuido a la medicina, no al TDA. Hay un valor psicótico que viene con esta droga y que es horrendo. Es una caja de Pandora y, sin embargo, en la actualidad es la "droga de elección" para el TDA.

El niño del caso reprobaba en todo tipo de comportamiento, era antisocial, destructor, desbocado, rebelde. Fui con los padres ante el consejero de la escuela para proponerle una alternativa. Los padres no querían que le suministran su niño el Ritalín por los efectos psicóticos secundarios e implicaciones potencialmente poderosas. Con un enfocamiento correcto y "consejería" (me refiero al ministerio, no estoy en los terrenos de la consejería sino de la ministración) explicamos que sentíamos que el TDA de este niño se podía resolver.

El enfocamiento es un tratamiento en el nivel secular, pero es algo de lo que seguramente casi nunca ha oído porque es mucho más fácil dar a un niño la droga Ritalín. Esa es la vía rápida, pero el Ritalín no resuelve el problema.

> *Instruye al niño en su camino, y aun cuando fuere viejo no se apartará de él.* Proverbios 22:6

Esto es lo que hace el enfocamiento.

Traje al niño y le dije: "Este es el trato: si no podemos ayudarte por medio de nuestro ministerio y el enfocamiento, ellos te van a dar Ritalín, que es una droga". Le expliqué al niño las ramificaciones de la droga y las consecuencias de la misma. *Esto es parte del enfocamiento: educación;* pero esto no es una amenaza al niño. Los niños entienden cuando uno se toma el tiempo para hablar con ellos. Puede ser que no crea que el niño entienda, pero realmente están poniendo atención y se puede razonar con los niños si uno se toma el tiempo para atraparlos en un nivel que ellos puedan entender.

Preguntamos al niño: "Si tú pudieras tener alguna cosa hoy, ¿qué te gustaría?"; respondió: "Una consola de videojuegos *Sega*".

"¡Por supuesto que quieres una *Sega*!", le dije, "por cada día que entregues tu tarea y te comportes bien en el salón de clases, la maestra te evaluará y pondrá una cara sonriente en una cartilla en el día en que hayas tenido éxito. Si regresas a casa con una cara sonriente, tus padres te darán 2 dólares para tu objetivo de comprar la *Sega*. El día que apenas lo logres solo conseguirás una línea recta en la cartilla y no recibirás ningún dólar. El día que lo arruines, obtendrás una cara con el ceño fruncido y perderás un dólar de uno de los días en que tienes una cara sonriente. Al final del periodo de nueve semanas, cuando tengas más caras sonrientes que líneas rectas y caras con el ceño fruncido, recibirás tu premio. Si no lo haces, la alternativa es que tendrás que tomar Ritalín, porque la escuela lo exigirá. Es tu elección".

Así fue como empezamos. Por las primeras dos semanas fue devastador, pero las cosas comenzaron a cambiar. Estoy aquí para decirle que, con el ministerio y el enfocamiento, en conjunto con la cooperación de la maestra, así como la del niño y los padres, ¡funcionó! Llegó a ser el estudiante del año, y por las últimas nueve semanas fue asistente de la maestra. Pasó del fondo del salón de clase hasta el frente, todo por el enfocamiento, la oración y nuestro ministerio, y no tuvimos que usar las drogas. Esto es significativo y es *un camino más excelente*.

El segundo año me lo trajeron de nuevo, le dije: "Está bien, tú sabes cómo ganamos esta batalla el año pasado. Este año no habrá premio. Tú solo obtuviste un *Sega* en un tiempo de tu vida. Tú sabes como Dios te encontró, y sabes cómo lo lograste con gran éxito el año pasado. Este año, ¿piensas que puedes lograrlo solo por medio del enfocamiento y observando cómo te sientes respecto de ti mismo?". Él dijo: "Pastor, creo que puedo hacerlo, pero podría perder ahora y en cualquier momento". Entonces le dije: "Bien, yo mismo perdí ayer".

Enseñe a sus hijos los caminos del Señor y a ser lo que Dios quiere que ellos sean. Ore por sus hijos, instrúyalos en los caminos del Señor, y luego suéltelos. Déjelos solos. Ellos oirán a Dios en su tiempo, como usted lo hizo.

Quiero hacer una distinción, no soy consejero, y los miembros de mi equipo no son consejeros, somos ministros. La palabra *consejero* viene de lo secular. La palabra *ministro* es bíblica. ¿Sabía usted que si en los Estados Unidos me ostento como "consejero", inmediatamente debo estar bajo la autoridad del Estado? Pero si soy ministro, tengo más libertad. Como consejero soy considerado un profesional, pero como ministro no. Así que me gusta mi rango no profesional.

EPILEPSIA

El espíritu mudo y sordo también se encontró en la *epilepsia.* Durante los primeros quince años de ministerio siempre he visto sanidad en casos de epilepsia. Todo epiléptico que ha venido a nosotros ha sido sanado (aunque nunca hay garantía de sanidad). Estas sanidades a que hago referencia han sido documentadas por medio de pruebas de electroencefalogramas en las que las ondas cerebrales alfa, beta y theta estuvieron normales. Estos individuos nunca han tenido otro ataque y no están recibiendo ninguna medicación. Sin embargo, para recibir esa sanidad hemos tenido que ir a los evangelios para aprender cómo hacerlo. En estos casos no era una raíz espiritual la causante del problema, tuve que echar fuera un espíritu maligno. No hago mucho alarde de ello, pero he echado fuera legiones de este tipo. Eso es lo que Dios quiere hacer. Tengo la capacidad gracias a Dios, así como todo creyente la tiene, para lograrlo si fuere necesario.

Los psicólogos han sido capaces de documentar que muchas de nuestras características de personalidad incluyen rabia, ira, predisposición a desórdenes mentales y ciertas enfermedades, pueden ser encontradas en los humanos sin ningún componente genético, pero que puede ser heredada. No hay nada genético o gen defectuoso que haya estado aislado, pero la condición pasó de familia a familia. Nosotros consideramos esas situaciones como *espíritus familiares heredados* que siguieron a las familias para crear varias interrupciones en la psique y en el alma.

Los espíritus mudos y sordos gobiernan sobre el segundo cielo y tratan de controlar las mentes de los hombres. Su mente es del Señor, su espíritu es del Señor, y su cuerpo es el templo del Espíritu Santo. Usted es del Señor y el enemigo de su vida, Satanás, quiere gobernarlo a usted en sus pensamientos.

No creo que el diablo pueda leer su mente. Eso lo volvería omnisciente y no lo es. Su reino puede proteger los pensamientos dentro de su cabeza fuera del reino del espíritu, pero lo que usted haga con sus pensamientos es cosa suya.

Pablo en 2 Corintios 10:5 dijo que todo pensamiento que traigamos a cautividad hay que sacarlo de la imaginación, así como todo pensamiento que se exalte a sí mismo contra el conocimiento de Dios.

> *Derribando argumentos y toda altivez que se levanta contra el conocimiento de Dios, y llevando cautivo todo pensamiento a la obediencia a Cristo.* 2 Corintios 10:5

Mi ministerio empezó donde el orar, el levantar la Palabra y el saltar no funcionó, allí fue donde Dios comenzó a enseñarme acerca de las raíces espirituales de la enfermedad y el bloqueo espiritual a la sanidad.

No es que Dios no quiera sanar, es que Él tendría que negarse a sí mismo y a su santidad para hacerlo en nuestras vidas cuando esas raíces y bloque espirituales existen. Él no va a comprometer nuestro cambio de corazón en nombre de las bendiciones. Él sería un Padre infiel si mantiene nuestros pecados y nos bendice de todas maneras.

COLESTEROL

Los Estados Unidos han estado en un sube y baja. Necesitamos algo de colesterol para engrasar sus venas; lo peor que usted puede hacer es remover todo su colesterol. Tener altos niveles de triglicéridos o altos niveles de colesterol no significa que es debido a lo que come. Si usted está evitando alimentos grasosos para mantener bajo el colesterol, este no es el tema. ¿Por qué es que algunas personas comen todo lo que quieren y nunca desarrollan problemas de colesterol alto? ¿Por qué otros sí tienen problema? Es porque ciertas personas tienen una predisposición al colesterol alto y otros no. *Existe un componente espiritual para el colesterol alto.*

Ministré a una señora que tenía el nivel de triglicéridos a 378, y dentro de 48 horas de haberle ministrado bajó a 178. ¿Qué cambió? Permítame darle un ejemplo de cómo funciona esto. Mire las venas: por dentro es hueco y la sangre corre de arriba hacia abajo como una pajilla para beber. En las personas que tienen predisposición al colesterol alto, algo por dentro está alcanzando y agarrando el colesterol y tapándola en la membrana celular. La plaqueta finalmente se engruesa y engruesa hasta que usted queda expuesto a un potencial cierre de la vena o arteria. Los mecanismos que provocan que esta plaqueta se forme y se junte tienen una raíz espiritual.

Este es mi diagnóstico espiritual: *el colesterol está relacionado directamente con las personas que están muy, muy enojadas consigo mismas.* Hay un alto grado de autodesprecio, están en contra de sí mismas, siempre son muy hostiles y andan enojadas consigo mismas.

Traté con una mujer que ahora ya está totalmente bien; de hecho, es miembro de mi personal, pero ella estuvo enferma por 55 años. Tenía diecisiete padecimientos diferentes "incurables" y ha sido sanada de los diecisiete. Tenía tanto odio y enojo por sí misma al punto que se quemó la piel y se cortó. Su piel estaba literalmente mutilada por el fuego, los cuchillos, cuchillas de afeitar y vidrios.

Las buenas noticias son que ella hoy es una maravillosa señora, está gloriosamente salvada, sanada y se ama a sí misma, sirve a Dios trabajando de doce a dieciséis horas al día en nuestro ministerio. Ella ha sido maravillosamente sanada y liberada por Dios. Estaba en un alto nivel de autoodio que incluía la automutilación. En la actualidad la automutilación es una epidemia nacional, especialmente entre los jóvenes.

Todo empieza con el rechazo.

PIEL

Erupciones de la piel, picaduras, comezón, manchas, hinchazón. ¿Ha tenido erupciones que aparecen en su brazo? Picó, se rascó y terminó en el médico; le prescribió un calmante tópico. ¿Alguna vez ha mirado los ingredientes de ese calmante tópico? Cuando usted mira la pequeña letra fina, es un antihistamínico. Cuando tiene una sobresecreción de histamina en su cuerpo, ya sea que involucre a su piel, seno nasal o un órgano interno o tejido, tiene inflamación. Cuando se inflama tiene presión en su sistema nervioso y tiene dolor, inconformidad e irritación. La raíz espiritual detrás de esto es temor, ansiedad y estrés en algún asunto de su vida.

HERPES Y PICAZÓN

Debajo de todas las erupciones de la piel, lo que puede incluir mucho sarpullido, abultamiento e hinchazón, *picazón* y *herpes,* usted encontrará la sobresecreción de histamina y, en conjunto con ello, una acumulación y proliferación de corpúsculos blancos. Las erupciones son una enfermedad de ansiedad y temor acoplado con un componente autoinmune que involucra el autorechazo.

Las picazones son una manifestación directa de temor y ansiedad. Su piel es muy reactiva. Justo debajo de la capa epidérmica de su piel está su sistema inmune, vasos sanguíneos, nervios y cada faceta de su existencia justo debajo de las capas de su piel. Sus corpúsculos blancos pueden juntarse y secretar histamina. La histamina sistemática puede ser creada en cualquier parte del cuerpo: en los senos nasales, la piel, tejido interno vinculado, etc. La histamina puede ser sobresecretada, y cuando usted tiene una sobresecreción de histamina, tiene inflamación, edema y dolor. La picazón y el herpes junto con la inflamación de las dendritas plantean un doble problema. Tiene un sistema nervioso; tiene la secreción de histamina. Esta es la parte química suya, con la parte eléctrica en usted conectada y expresada como una extensión de su ansiedad y estrés.

La definición de herpes: una infección aguda del sistema nervioso central que involucra primeramente la raíz ganglio dorsal, y caracterizado por la erupción vesicular con dolor neurálgico en las áreas cutáneas suministradas por los nervios sensores periféricos, elevándose en la raíz del ganglio del afectado.

Los incidentes etiológicos en patología: el herpes zóster es causado por el virus de la varicela zóster, el mismo virus que causa viruela, y puede ser activado como lesiones locales que involucran el ganglio raíz posterior por medio de la enfermedad sistemática. Muchos virus latentes con frecuencia son liberados en conjunto con el temor, la ansiedad y el estrés. Por lo que las erupciones y las picazones son consideradas como desórdenes de ansiedad, aunque haya virus implicados en el perfil.

Hemos tenido algo de éxito con esto. Ya dije antes que esto tenía un componente autoinmune adherido. Dije que esto era claramente ansiedad, pero también acompañado con autorrechazo y autoodio. ¿Qué hace un virus con esto? ¿Qué provoca que estas cosas salgan? ¿Qué permite a un virus que se active?

En conjunto con otros factores tales como el temor, la ansiedad, el estrés y la falta de autoestima, existen otros problemas de orden no viral. ¿Qué hace un virus? ¿Por qué se adhiere a otros problemas espirituales? No tengo la respuesta a esto. Pero puedo decirle que con todos los virus hemos tenido que ministrar y hacer liberación.

ACNÉ

Informaciones recientes acerca del acné son realmente interesantes. En 1997 salieron con una declaración en la comunidad médica diciendo que el acné adolescente es el resultado de presión fija. No son solo niños estando en la pubertad con sus glándulas grasosas explotando acné, lo que han descubierto en la mayoría es que el acné adolescente está arraigado en ansiedad y temor saliente de la presión fija. *El acné simple viene del temor. Es el temor al rechazo y temor del hombre. En la pubertad y la adolescencia es la presión de los compañeros, lo que produce es temor.*

Tengo seis hijos y cuatro de ellos son adolescentes, y están demasiado preocupados por lo que piensan sus amigos. ¿Saben lo que son las marcas de diseñador? Los niños son despiadados entre sí, son crueles y temen más a sus compañeros que a sus padres. Por eso trato de que mis hijos conozcan a los adultos. Les animo a que se relacionen para que puedan tener una presión de grupo alternativa, así no están atrapados en la visión limitada de otros niños que los avergüenzan maliciosamente, sino con adultos que los amarán.

Puede haber un antídoto para este problema, y es que quiero que mis hijos crezcan conociendo a adultos, no solo a otros niños. Busco adultos espirituales en los que puedan confiar mis hijos.

FIBROMIALGIA

Este va con el perfil del SQSM/EA. Cuando usted encuentra el SQSM/EA, encontrará *síndrome primario de fibromialgia* (FM) casi sin excepción. La fibromialgia es una enfermedad frecuentemente mal entendida. La primera vez que me encontré con alguien con fibromialgia pensé que era la peor cosa en el mundo. Puede ser dolor localizado o generalizado por todo el cuerpo. Alguien dijo que la fibromialgia es lo que causa al SQSM/EA, todavía escucho esto, o escucho cómo la cándida provoca SQSM/EA. Pero esto no es verdad, son subproductos de un problema raíz completamente diferente.

He descubierto a través de mi ministerio, en algunos casos, que conozco más de etiología (causa) de ciertos padecimientos de lo que algunos médicos saben. Su médico le puede decir dónde está, lo que le está haciendo y cómo drogarlo o cortarlo, pero sigue sin saber por qué usted tiene eso. Si revisa las notas del médico, muchas veces dirá "etiología desconocida", es decir, la causa del padecimiento es desconocida.

Creo que Dios sabe lo que causa nuestras enfermedades, y en el caso de más de 600 diferente de enfermedades "incurables" Él ha revelado el por qué la gente tiene esas enfermedades. Los médicos nos consultan para su propia salud y sanidad. Algunos médicos nos refieren a sus pacientes por teléfono para ministrarles. La razón por la que estoy compartiendo esto con ustedes es porque quiero enfocarlo. No debe ser ignorante acerca de lo que no conoce, ¡usted necesita saber por dónde buscarlo!

El término *mialgia* indica dolor muscular, en contraste con *miositis*, que es dolor debido a la inflamación de los tejidos del músculo, ligamentos, tendones y tejidos conectivos blancos. La fibromialgia es un término apropiado para el dolor donde la inflamación está ausente. ¿Qué nos dice esto? Que la fibromialgia es dolor sin inflamación o hinchazón como causa. La mayoría del dolor que tenemos es por la presión de la inflamación o edema en un nervio adyacente. La presión en el nervio produce dolor. Entiendo que el dolor no se debe a la inflamación, hinchazón, infección o bacteria, es un dolor verdadero en donde no existe inflamación.

La fibromialgia es un término usado para describir el dolor en los tejidos fibrosos, músculos, tendones, ligamentos y demás tejidos conectivos "blancos". Esta es una cita del *Manual Merck*:

Etiología: Síndrome Primario de Fibromialgia (PM). La condición ocurre principalmente en mujeres... particularmente mujeres jóvenes saludables con tendencia a estar estresadas, tensionadas, depresivas, ansiosas y esforzadas...[4]

¿Cuál es la diferencia entre las partes del cuerpo del hombre y la mujer? Hay pocas diferencias en lo que respecta a huesos, músculos, tejidos y estructura. Tenemos el mismo sistema nervioso, tenemos los mismos músculos y ligamentos, ¿no es verdad? Sexualmente somos diferentes, pero básicamente desde el punto de vista nervioso somos iguales. Entonces, ¿por qué creemos que esta condición es básicamente una condición femenina?

En el SQSM/EA, entre el ochenta y cinco y noventa por ciento de los individuos que sufren esta enfermedad son mujeres y solo entre el diez y el quince por ciento son varones. ¿Por qué? Es la misma razón, cerca del cien por ciento de todos los pacientes con fibromialgia son mujeres.

La Biblia dice en 1 Corintios 11:3, 8-9 que el hombre no fue hecho de la mujer, sino que la mujer fue hecha del hombre. Ahora, esto no quiere decir que el hombre tiene derecho de ser intolerante u opresivo, tiene que ver con el orden de la creación de Dios.

Durante mi ministerio no he encontrado una mujer que no quiera seguir a un hombre espiritual, a menos de que tenga odio o desconfianza

4. *Manual de Merck*, 16ta edición (Rahway, NJ: Merck & Co.), 1992, pp. 1369-70.

de los hombres. Dios la creó para seguir un ejemplo de apoyo. Cuando la mujer no está apoyada, cuando no tiene a alguien en quien fijarse y está hecha como la cabeza espiritual del hogar por predeterminación, cae en estrés y ansiedad.

Alguien debe cuidar de la familia, alguien tiene que representar a Dios, alguien debe ser nutrido, alguien debe comunicar, alguien tiene que descargar en algún lado, alguien debe ser emocional. La mayoría de los desórdenes femeninos son el resultado de la falta de apoyo y protección (cobertura) por un hombre, donde la mujer está al tope con los problemas de la vida sin ninguna ayuda emocional o espiritual. En ocasiones, la fibromialgia tiene que ver con cierto grado de obsesión y perfeccionismo.

La razón por ansiedad, estrés y temor recaen sobre una mujer bajo aquellas circunstancias y que no fue creada para ser el vaso más fuerte. La Biblia dice que ha sido creada para ser el vaso frágil:

> *Vosotros, maridos, igualmente, vivid con ellas sabiamente, dando honor a la mujer como a vaso más frágil, y como a coherederas de la gracia de la vida, para que vuestras oraciones no tengan estorbo.*
>
> 1 Pedro 3:7

Esto no significa que ella sea débil mentalmente, no significa que sea débil ante Dios, significa que, en el orden establecido por Él, ella está diseñada para responder y ser una "ayuda idónea" para su esposo. El esposo fue diseñado para liderar en todas las cosas y establecer el reino de Dios en justicia, amor y equidad en su hogar. Esta realidad solo es posible si el hombre ocupa correctamente su lugar en el hogar y en amor.

Cuando un hombre molesta a su hija o golpea a su mujer, o no escucha a sus hijos, viola el mecanismo de protección y su familia no sabe hacia dónde ir. El temor y la ansiedad es el resultado; luego viene la enfermedad.

Hombres, necesitamos darnos tiempo para restablecer nuestras prioridades. Si quiere que su esposa lo ame, es mejor que primero usted tenga comunión con Dios. *Permítale a Dios que le enseñe cómo representar la cabeza en su familia.*

La fibromialgia funciona así: imaginemos que mi brazo es un nervio y alrededor de él hay tejido, pero no hay inflamación, por lo que no hay contacto. Al final de los nervios hay cosas llamadas *dendritas*, se llaman así porque la palabra dendrita significa "dedo" o "parecido a un dedo". Cuando quiero que mi mano se mueva, mi proceso mental provoca que se envíe un impulso nervioso. El impulso corre por el nervio hasta las dendritas, se arquea sobre una sinapsis nerviosa hacia una célula receptora en el músculo correspondiente y se conecta con el nervio, y todo el proceso hace que mi mano se mueva. En resumen, lo pienso y sucede.

En la fibromialgia el impulso del nervio es iniciado sin el pensamiento consciente. No es la reacción muscular intencionada correspondiente, es disparada por el *espíritu del temor en el reino más allá de la consciencia.* Aunque usted sepa que está ahí, trata de ignorarlo. Está allí y hace que el nervio se impulse a través del hipotálamo, lo que siente que el problema sea hacia arriba en el alma y espíritu. Y de pronto usted tiene algo que sucede, lo que sucede en la fibromialgia, más allá del pensamiento consciente, es que el impulso del nervio corre hacia abajo del nervio hasta las dendritas y vibra. Tiene una salida sin fin. Esto es lo que causa el dolor.

La única manera que puede deshacerse de la fibromialgia es permitir que Dios le libere de la ansiedad, temor y estrés. La Biblia dice que no debemos estar ansiosos por nada (Filipenses 4:6) y que Dios no nos ha dado espíritu de temor, sino de poder, amor y dominio propio (2 Timoteo 1:7).

OSTEOPOROSIS

La raíz para la *osteoporosis* es la envidia y los celos. La Palabra dice que la envidia y los celos resultan en podredumbre de huesos.

> *El corazón apacible es vida de la carne, mas la envidia es carcoma de los huesos.* Proverbios 14:30

El fruto de la raíz de la envidia y los celos es podredumbre de huesos. No es solo un problema médico sino uno espiritual. La sanidad y la prevención de osteoporosis empiezan con la eliminación de la envidia y los celos de su vida. La envidia y los celos son pecado.

DESÓRDENES DE SUEÑO

La Biblia dice que su sueño debe ser tranquilo.

En paz me acostaré, y asimismo dormiré; porque solo tú, Jehová, me haces vivir confiado. Salmos 4:8

Cuando te acuestes, no tendrás temor, sino que te acostarás, y tu sueño será grato. Proverbios 3:24

Declaro el sueño tranquilo y apacible sin temor de la noche. Si usted no es capaz de dormir, puede haber una razón física, pero muchas veces hay una razón espiritual.

La glándula hipotálamo es el cerebro del sistema endocrino. Es extremadamente importante porque puede ser determinante en todas las áreas de la enfermedad. La glándula hipotálamo controla muchas cosas en su cuerpo.

Hemos enseñado acerca de los desórdenes del temor y la ansiedad (temor, estrés, ansiedad y fisiología). Recuerde que existen tres etapas en un desorden de ansiedad en el Síndrome de Adaptación General: (1) la etapa de *pelea o escape*; (2) la etapa de *resistencia;* y (3) la etapa de *agotamiento.*

Encontrará que cuando usted está atormentado por dentro, profundo en lo espiritual o en la parte emocional de su alma, esto puede estar más allá de su pensamiento consciente en la etapa de *pelea o escapa*. Las circunstancias de la vida, que incluyen la tragedia, el tormento, el trato injusto, temores, fobias, cansancio, incertidumbre y todas las otras vicisitudes de la vida, vienen a proyectarse en el futuro y atemorizan su existencia; esto es suficiente como para mantenerlo despierto toda la noche.

La Biblia dice que no piense en mañana (Mateo 6:34). Cuando usted no está preocupado por el mañana, descansará toda la noche.

¿Qué pasa si pierde todo mañana? De la misma manera que Dios le ha ayudado hasta ahora, puede empezar todo de nuevo y probablemente hacerlo mejor. La Biblia dice:

> *Porque todo el que quiera salvar su vida, la perderá; y todo el que pierda su vida por causa de mí, la hallará.* Mateo 16:25

Quiero decirle algo acerca de los problemas. ¿A quién le gustan los problemas? ¿A quién le gusta el estrés en su vida? He aprendido algo acerca de los problemas: siempre estarán presentes. La segunda cosa que he aprendido acerca de los problemas es que cuando tengo uno y pierdo mi calma y mi paz, *sigo teniendo el mismo problema para tratarlo.* Si todavía debo resolver el problema, entonces es posible que mejor esté calmado. Es mucho más fácil resolver el problema cuando no perdemos la calma y tenemos paz.

> *SI USTED TIENE UN PROBLEMA, PUEDE QUE NO SEA SOLO EL ENEMIGO TRATANDO DE OPRIMIRLO; PUEDE QUE SEA DIOS TRATANDO DE LLEVARLO HACIA LA SIGUIENTE ETAPA DE SU VOLUNTAD.*

Ciertos desórdenes de sueño pueden ocurrir por dos fuentes: temor y ansiedad o tormento por trato injusto. Por supuesto que puede ser por el miedo después de haber visto *El Exorcista*. Si usted ha estado viendo películas de horror, ha abierto su espíritu a los espíritus del temor, la ansiedad, el tormento, la tragedia y el horror, ¿y se pregunta por qué estas cosas están afectando su dinámica espiritual? Tiene la responsabilidad de guardar su corazón para poder recibir protección de Dios en lo que se relaciona al tormento.

Yo guardo mi corazón de lo que veo. No miro nada que me haga justificar el mal, no miro violaciones en televisión, no miro violencia en televisión; me alejé de eso, lo apagué, y también les he enseñado a mis hijos a que hagan sus propias restricciones. Cuando usted abre sus ojos y su corazón a la basura del mal, se está desensibilizando para escuchar el Espíritu de Dios y está justificando la maldad en su corazón. Si dice: "Bueno, no lo hago. Solo lo estoy viendo", Dios dice que ¡usted está equivocado! Es un complemento del mal. ¡Lo que usted justifica es lo que establece!

ALERGIAS

Una *alergia* es una reacción hipersensible para cualquier antígeno (una substancia produciendo una reacción). Esta es un área fuerte donde nuestro ministerio mira victorias con mucho éxito sobre las alergias.

Su cuerpo no fue diseñado para ser alérgico a nada. En la creación, Dios lo creó a usted para ser compatible con todo a lo que esté expuesto. Usted ha sido mal guiado acerca lo que realmente causa las alergias. Una reacción alérgica es, en realidad, un efecto secundario de un sistema inmune en peligro. La alergia es una ilusión. Hemos visto cien alergias salir de una persona dentro de 24 horas cuando su sistema inmune fue sanado.

Lo que el demonio le hizo a usted por medio de su reino fue destruir o comprometer su sistema inmune y estableció esta secuencia de eventos debido al temor, la ansiedad y el estrés. ¿Por qué no retoma su vida por el Señor de una vez por todas y le dice a sus amigos, sus vecinos y su familia lo que ha tenido?

¿Con cuánta frecuencia oye que sus amigos dicen: "Soy alérgico a la mantequilla de maní, soy alérgico al chocolate, soy alérgico a los lácteos, soy alérgico a esto, soy alérgico a lo otro"?

¡Dígales lo que había tenido! Involúcrese en sus vidas. Pregúnteles lo que les molesta. ¿De qué están asustados? ¿Cuál es el factor estresante en ellos? ¿Dónde están sus conflictos? ¿Qué no está resuelto? Esta es la obra del enemigo en el espíritu y el alma del humano. Esto es poderoso, ¿no es verdad?

Aquí hay algo más ocurriendo cuando usted experimenta temor, ansiedad y estrés por largo tiempo, quiero mostrárselo porque sale directamente de la comunidad médica y sus investigaciones. Existen algunos efectos psicológicos por el largo tiempo de sobresecreción de cortisol como resultado del temor, ansiedad y estrés: como resultado la destrucción del sistema inmune. ¡Mire lo que está siendo afectado! Estas son las funciones afectadas por el cortisol: *el metabolismo del carbohidrato y lípidos, el metabolismo de las proteínas, efectos inflamatorios, el metabolismo de lípidos, la reserva de inmunidad, función digestiva, función urinaria, función de tejidos conectivos, función de los músculos, función de huesos, sistema vascular, función del miocardio y la función del sistema nervioso central.*

Cada pequeña parte de esto es afectada por el temor, la ansiedad y el estrés a largo tiempo, ¿y nos preguntamos el por qué tenemos tantos padecimientos que salen del temor, ansiedad y estrés?

Ahora usted comprende el por qué el Señor necesita liberarle de todos sus temores. Permítame mostrarle algo más. Hablemos acerca de la conexión mente y cuerpo. Sé que esto no es excesivamente espiritual, pero usted necesita saber lo que su médico *no* le dice, necesita saber lo que la comunidad médica *no* le dice.

Le diré el por qué la comunidad médica no le está diciendo esto: porque ellos no pueden saber cómo hacer con esto si se lo dijeran. No saben qué decirle, entonces ellos no dicen nada.

Cuando Satanás puede controlar el proceso de su pensamiento, también puede controlar su química. Cuando tiene deficiencias de serotonina, no se siente bien de sí mismo, es porque hay una deficiencia del químico creado por Dios en usted para hacerlo sentir bien químicamente. Por cada pensamiento que usted tiene, consciente o inconsciente, hay una neurotransmisión, una secreción de una hormona o neurotransmisor en algún lugar de su cuerpo para reaccionar a ello.

Cuando usted empieza a escuchar el temor, empieza a escuchar al odio propio, empieza a escuchar la culpa, empieza a escuchar al rechazo, entonces su cuerpo produce químicos en respuesta a esos ataques espirituales que son contraproducentes a su paz.

Su enemigo sabe muy bien esto. *Es el momento que usted sepa lo que su enemigo sabe de usted para que pueda derrotarlo a su paso.* Usted no tiene que ser víctima, ni ignorante, ni debe morir de una enfermedad e ir al cielo para darse cuenta de por qué murió.

SÍNDROME DEL INTESTINO IRRITABLE

El *Síndrome del Intestino Irritable* (SII) es provocado por el mal funcionamiento del nervio de dendritas en el revestimiento del intestino. El SII viene directamente de la *ansiedad, temor e inseguridades.*

ATAQUES DE PÁNICO

Los *ataques de pánico* son desórdenes de fobia, temor y ansiedad. El ataque de pánico es una etapa agresiva de un desorden de temor y ansiedad. La glándula hipotálamo es el punto origen y facilitador de las siguientes circunstancias de la vida: *temor, ansiedad, estrés, fobia, realidades fóbicas, ataques de pánico, ira, enojo y agresión.* Todas estas expresiones en el humano entran en acción por una glándula, hipotálamo. En un ataque de ansiedad puede haber carga de hormona adrenocorticotrópica en el flujo sanguíneo.

En un ataque de pánico esta va directamente a las células receptoras en los músculos del corazón causando un inmediato incremento del ritmo respiratorio, palpitación al corazón, automática hiperventilación inmediata y sobre intervención de la retención del dióxido de carbono en el cerebro, esto causa borrosidad de pensamiento, desplome, y aun puede producir anafilaxias y una realidad catatónica. Esto es causado por *el espíritu del temor.*

HIPOGLUCEMIA (BAJA AZÚCAR EN LA SANGRE)

La *hipoglucemia* es baja azúcar en la sangre. Está arraigada en la *ansiedad y el temor acompañado con autoodio y autorrechazo junto con culpa.* Hay un mal funcionamiento neurálgico que no permite que la glucosa alcance al cerebro. La glucosa es el combustible para encender las células del cerebro. La hipoglucemia también involucra un componente autoinmune agregado como conductor. En efecto, la *hipoglucemia* puede ser el resultado de la ansiedad acompañada con autoodio y culpa. Está profundamente arraigada en la falta de identidad e inseguridad. También puede estar implicado el rendimiento de orientación.

HIPERGLUCEMIA (DIABETES TIPO 1)

Esto involucra el alto azúcar en la sangre y existe mucha evidencia de un componente autoinmune adjunto. La *hiperglucemia* es una enfermedad autoinmune con un conductor de ansiedad. En el caso de la hiperglucemia, que es la diabetes (tipo 1), los corpúsculos blancos atacan el páncreas e interfieren con su ejecución. Por otro lado, en la hipoglucemia hay un mal funcionamiento neurológico e interfiere con la glucosa que alcanza al cerebro después de que haya sido producida. Siempre que su tejido haya sido atacado por corpúsculos blancos, usted tiene una enfermedad autoinmune. Cada vez que usted tiene un mal funcionamiento neurológico que interfiere con los procesos, tiene estrés, temor y ansiedad. Son similares, pero hay dos raíces espirituales diferentes detrás.

HIPOTIROIDISMO (ENFERMEDAD DE HASHIMOTO)

El *hipotiroidismo* en sus etapas avanzadas es llamado *enfermedad de Hashimoto*, que es la manifestación de los niveles bajos de tiroxina siendo producidos por la tiroides. Muchas personas han sido sanadas por medio de nuestro ministerio de desórdenes de ansiedad y donde está incluida la enfermedad de Hashimoto como parte del perfil. Ahora, la mayoría de estas personas que han sido sanadas del temor, ansiedad y estrés ya no padecen la enfermedad de Hashimoto. *Esta enfermedad es considerada incurable en la comunidad médica, pero estoy aquí para decir que no es así.*

Al igual que el malfuncionamiento de la tiroides debido al temor, la ansiedad y el estrés, cuando estos son eliminados a través del ministerio, la tiroides regresa al balance y empieza a secretar tiroxina correctamente de nuevo.

En el hipotiroidismo, cuando resulta del temor, ansiedad y estrés, hay un componente autoinmune que golpea involucrando corpúsculos blancos que se colectan en el lugar de la tiroides y causan inflamación no bacterial e hinchazón. A esta etapa avanzada se le llama enfermedad de Hashimoto. En este caso, el autoodio, autorechazo y culpabilidad se vuelven en la mayor raíz con temor, ansiedad y estrés, volviéndose así en el componente conductor. En cualquiera de los casos, muchas personas están bien debido a los programas de nuestro ministerio en relación con ambas manifestaciones. Este es *un camino más excelente.*

HIPERTIROIDISMO (ENFERMEDAD DE GRAVES)

El *hipertiroidismo,* que una sobresecreción de tiroxina, es llamada *enfermedad de Graves* en todas sus formas, y puede producir bocios e hinchazón en los ojos, como también palpitaciones y temblores. Existe un conductor autoinmune en la enfermedad de Graves, pero considero que es principalmente un desorden de ansiedad inicial. Entonces, con el componente autoinmune que puede producir Graves, es opuesto a Hashimoto, y es primeramente una enfermedad autoinmune con conductor de ansiedad. La raíz detrás de ambas enfermedades es ansiedad, temor y autoodio, autorechazo y culpa.

Nota del editor: no se debe confundir la enfermedad de Graves y la enfermedad de Hashimoto en este nivel, porque cada una representa una realidad completamente diferente en sí misma, según se enseña. Sin embargo, como parte del perfil de estas dos enfermedades, el hipotiroidismo y el hipertiroidismo pueden existir por sí mismos y no ser ni la enfermedad de Graves ni la de Hashimoto. En estas etapas, tanto en el hipotiroidismo como en el hipertiroidismo, el sistema nervioso simpático está implicado como resultado de la actividad en el segundo nivel del Síndrome de Adaptación General de miedo, ansiedad y estrés, lo cual podría causar una sobre o subsecreción de tiroxina.

PERSONALIDAD ADICTIVA

ADICCIONES

Hemos tenido algo de éxito en la sanidad de reducciones de dopamina en las *adicciones.* Al tratar con las adicciones, la dopamina es muy importante para ponerle atención, porque es el neurotransmisor del placer del cuerpo humano. El cuerpo lo produce muy lentamente mientras que la serotonina puede ser reemplazada muy rápidamente. De hecho, la cocaína es una droga muy inusual porque no es químicamente adictiva. La adicción a la cocaína es psicológica y espiritual y esta es la razón.

Cuando una persona consume cocaína, los mecanismos de la cocaína liberan dopamina en masa. Es equivalente a un orgasmo masivo. Una liberación tan grande de dopamina nunca se puede duplicar una segunda vez. Por eso, una vez que los usuarios han tenido su primera dosis, nunca volverán a experimentar la misma sensación intensa. Lo intentan una y otra vez, pero lo que no entienden es que nunca lo lograrán porque el subidón proviene de la liberación de dopamina. No es la droga la que les da el efecto, es la dopamina liberada la que les proporciona la satisfacción biológica, por eso las personas que consumen cocaína están tan atormentadas.

> *TODAS LAS ADICCIONES ESTÁN ARRAIGADAS EN LA NECESIDAD DE SER AMADO.*

MASTURBACIÓN

La *masturbación* usualmente empieza en la niñez, no necesariamente por la lujuria sino de familias que están llenas de discordias. Un niño aprende esto cuando una casa está llena de pleitos y discordias y la tensión es elevada, un orgasmo le dará un tipo de liberación física para esta tensión. También existe una liberación de dopamina, porque cuando usted tiene un orgasmo, la dopamina es el neurotransmisor; cuando es liberada, le hace sentir satisfecho. Es un neurotransmisor y le da una "solución" neuro-biológica.

Un niño creciendo en una atmósfera llena de tención y discordia obtendrá el alivio temporal al masturbarse, pero lo que conlleva son sentimientos de suciedad y culpa. Es lo mismo con la cocaína.

Justo después de esto vienen sentimientos de suciedad y culpa. Hay un círculo vicioso de liberación y condenación. La masturbación y la cocaína son muy similares en las implicaciones espirituales. Es liberación y satisfacción y luego culpa. ¡El enemigo ciertamente sabe cómo trabajar!

ALCOHOLISMO

¿Alguna vez se ha preguntado por qué algunas personas pueden beber y no son alcohólicos, mientras que otros beben y lo son? Primero que nada, el alcoholismo no es una enfermedad genéticamente heredada; sin embargo, hay un componente genético para ponerle atención en una familia alcohólica. ¿Sabía usted que el alcoholismo corre en las familias *porque hay una maldición en la familia que la produce?* El acoso está en muchas familias, el maltrato está en muchas familias. *Existen espíritus familiares viajando en las familias.*

Una estadística nacional indica que el 35 % de todas las mujeres en los Estados Unidos han sido molestadas en algún momento, y el 25 % de todos los hombres han sido molestados en algún momento de su vida. Esto trae algo de malestar. La posibilidad de que una persona que haya sido molestada, moleste a alguien más en su vida es muy, muy alta; a menos de sea salvada y liberada por medio de la sangre de Jesucristo.

He visto a personas que no son salvas liberarse del alcohol. No estoy necesariamente de acuerdo con el programa de 12 pasos en su forma actual y esta es la razón: enseñan que "una vez alcohólico, siempre alcohólico", y discrepo de eso. Las personas que han sido liberadas y sanadas a través de nuestro ministerio con respecto al alcoholismo no necesitan grupos de apoyo y nunca más son atraídas hacia el alcohol. Creo que cuando se afirma "una vez alcohólico, siempre alcohólico", estamos diciéndole a Dios que no puede liberar ni salvar completamente. Por lo tanto, no puedo estar de acuerdo. Aunque los programas de 12 pasos han hecho algo bueno, tiene que haber *un camino más excelente*, una gracia mayor, eso es ser libre.

PESO

Existe un componente tanto genético como espiritual para los problemas de peso. El ritmo de su metabolismo puede ser determinado en cómo piensa usted de sí mismo. El hipotálamo controla el sueño, la sed, el comer y muchas otras funciones de nuestros cuerpos. Cuando usted tiene falta de autoestima, cuando está en conflicto consigo mismo y con los demás, su glándula hipotálamo, en conjunto con su mente a través del sistema límbico, siente la presencia de los problemas espirituales y emocionales.

Una de las primeras cosas que el hipotálamo hace en relación con el conflicto propio es reducir los niveles de serotonina. Siempre que usted tiene una reducción de serotonina no se siente bien consigo mismo; cuando usted no se siente bien consigo, entra en inseguridad; cuando está inseguro, empieza a "chuparse el dedo". *La boca es un lugar de contacto para el amor y la seguridad.*

El aumento de peso involucra falta de autoestima. Este problema tiende a crecer cada vez que la persona se mira en el espejo. Cuando este no le dice que es el más bonito de todos, su autoestima sufre mucho más. Entramos a compararnos con los demás. Hemos quitado los ojos del Dios viviente quien nos ha creado y ponemos los ojos en los demás. Los demás se han convertido en el estándar de aceptación y se han vuelto falsos dioses o ídolos.

Quiero cortar completamente la máscara de la hipocresía porque estamos tan ocupados siendo rechazados y con temor al rechazo que no podemos ser nosotros mismos. El problema que la sociedad ha hecho es que todo lo anoréxico sea deseable. En Rusia han prohibido las muñecas Barbie, allá tienen más sentido espiritual del que tenemos en los Estados Unidos.

¿Sabe por qué prohibieron la muñeca Barbie en Rusia? No representaba a la mujer rusa promedio. No hay nada malo, señoras, con ser robusta. Aceptamos lo que Hollywood nos presenta como "normal" y pensamos que todos debemos ser como las muñecas Barbie anoréxicas. Hay algo mal en esta imagen.

Una de las grandes bendiciones prometidas por Dios a su pueblo es la carne en sus huesos. Carne en nuestros huesos es un signo de salud. Señoras, no hay nada malo en que luzcan como debería lucir una mujer.

Si usted tiene incremento de peso y podría estar fuera de los parámetros de buena salud, puede que sean problemas genéticos, biológicos o espirituales. La enfermedad psiquiátrica número uno que provoca muerte en los Estados Unidos es la *anorexia*. Hay más personas que mueren de anorexia que de suicidio en los Estados Unidos.

El hurto en tiendas es similar a la conducta compulsiva de comer en exceso. La cleptomanía es el resultado del autoodio, el autorrechazo y la culpa. Las personas que toman una tarjeta de crédito y gastan miles de dólares en compras compulsivas están exhibiendo el mismo comportamiento que aquellos que se dan atracones de comida. Están intentando aumentar artificialmente la deficiencia de serotonina, y la dopamina, que es el neurotransmisor del placer, también se secreta debido a la emoción que sienten al intentar llenar el vacío.

ANOREXIA Y BULIMIA

La *anorexia* y la *bulimia* tienen el mismo perfil, pero manifestación diferente. En la anorexia la persona rechaza comer; en la bulimia la persona come, pero se purga a sí misma por el alimento consumido. La bulimia también incluye exceso de comida por el vacío de no sentirse amado. Las raíces son las mismas: autoodio, autorrechazo y culpa, lo cual, efectivamente, causa que los niveles de serotonina se vuelvan deficientes. De nuevo, cuando usted ha bajado los niveles de serotonina, los sentimientos espirituales y emocionales de desamor ahora son reforzados por la deficiencia química.

ENSEÑANZA SOBRE NUTRICIÓN

Si usted realmente quiere trabajar en el exceso de peso, primero que todo, le diría que necesita empezar con su nutrición. Pienso que debe comer alimentos tres veces al día. En los Estados Unidos muchas personas no desayunan, hay demasiadas cosas que hacer; duermen, corren al trabajo o mucho más. Es el desayuno el que fija el metabolismo en marcha para el resto del día y quema las calorías. Si usted almuerza y no desayuna, el almuerzo se vuelve en grasa, porque el metabolismo está sobrecargado, cuando este debió haberse puesto en marcha en el desayuno. Comer algo nutritivo en la mañana y beber mucha agua en todo el día es importante para perder peso y metabolismo. Recuerde, uno de los nueve frutos del Espíritu Santo es la templanza, que es la moderación o dominio propio.

Si usted está preocupado acerca de la fuente de nutrición en la sociedad de hoy, quiero quitarle el temor y ponerlo de nuevo en sabiduría. Le digo esto a quien ministro: una vitamina una vez al día es todo lo que necesita. Todas estas enseñanzas acerca de nutrición no funcionarán si usted es negativo en lo que representa la nutrición al permitir el temor, la ansiedad y el estrés. Estos cancelarán los beneficios al producir dichas enfermedades, como la mala absorción (síndrome de goteo en los intestinos).

La gente está motivada por el temor y tratando de impulsarse hacia una mejor salud. Si usted siente que necesita un poco de vitamina C, no tome 20 000 unidades de un solo trago; en vez de eso, coma frutas o tome un suplemento por día. He encontrado gente que piensa que entre más, mejor. Creen que un poco de vitamina C es lo que necesitan, entonces es mejor un montón. ¡Equivocación! Usted puede estar en riesgo al entrar a niveles de envenenamiento tóxico, necesita comprender que cuando le dicen acerca de las cantidades diarias recomendadas que usted necesita para existir como ser humano, es lo que necesita. Si continúa poniendo tres, cuatro o diez veces más de lo que necesita en su cuerpo para sacar el temor, arriesgará a su cuerpo al llevarlo en desbalance químico, lesionándolo y finalmente haciendo lo opuesto de lo que se espera que haga.

En la escuela secundaria, el padre de mi mejor amigo se volvió obsesivo con su salud, obsesionado con la nutrición y de lo que estaba "limpio" y "sucio". Pensaba que zanahorias y jugo de zanahorias era lo que él necesitaba para ser capaz de vencer todos los problemas de la vida. Se volvió tan obsesionado que bebía jugo de zanahorias por galones, hasta que su carne empezó a cambiar de color. Literalmente murió por envenenamiento agudo de jugo de zanahorias.

En nuestro ministerio, la nutrición apropiada es una consideración válida y ayudamos a que la persona evalúe por dónde anda en cuanto a la nutrición, es decir, si está fuera de lugar o en balance. Lo que usted coma, si no es por fe, es por pecado. Esto es lo que dice Romanos acerca del alimento:

> *Pero el que duda sobre lo que come, es condenado, porque no lo hace con fe; y todo lo que no proviene de fe, es pecado.* Romanos 14:23

La Biblia dice acerca que las doctrinas demoníacas prohíben el matrimonio y aun comer carne.

> *Pero el Espíritu dice claramente que en los postreros tiempos algunos apostatarán de la fe, escuchando a espíritus engañadores y a doctrinas de demonios; por la hipocresía de mentirosos que, teniendo cauterizada la conciencia, prohibirán casarse, y mandarán abstenerse de alimentos que Dios creó para que con acción de gracias participasen de ellos los creyentes y los que han conocido la verdad. Porque todo lo que Dios creó es bueno, y nada es de desecharse, si se toma con acción de gracias; porque por la palabra de Dios y por la oración es santificado.* 1 Timoteo 4:1-5

No le diré que no coma carne porque la Palabra dice que es una doctrina de demonios. Si usted se abstiene de carne en su consciencia y en la práctica, pues que Dios le bendiga. Le honro porque lo hace ante el Señor.

Ahora, quizás no esté de acuerdo con esto. Sin embargo, como estudiante y maestro de la Palabra, debo encontrar mi lugar en medio de la humanidad. Tengo el derecho de enseñar la verdad como está escrita; lo que usted haga con ella, depende de usted, de acuerdo con su propia consciencia.

Todo lo que Dios ha creado es para usted con moderación, sin culpa y sin autorrechazo. Usted pertenece aquí justo tal como es. Existen maneras para perder peso; sin embargo, creo que la mayoría de los programas de dietas son del demonio, son malos, arraigados en el temor y el odio propio. Creo que usted puede venir ante Dios y manejar su estilo de vida con relación a la comida, porque desde el ministerio lo digo, es tratar con *espíritus que no aman, autoodio, culpa y falta de autoestima.* Así que en comunión con Dios puede llegar a un lugar donde esté cómodo con su cuerpo.

9

BLOQUEOS ESPIRITUALES PARA LA SANIDAD

¿Qué bloquea la sanidad en una persona? Existen bloqueos espirituales enseñados en la Palabra de Dios que obstaculizan el ser sanado, aunque usted conozca las raíces espirituales de la enfermedad. Solo porque tenga tal discernimiento no significa que esté en línea con Dios para recibir sanidad.

Si no está recibiendo sanidad de parte de Dios, pediremos al Señor para que lo ponga en la ruta del discernimiento espiritual y pueda aplicar los principios que le he dado. Como hemos dicho anteriormente, existen momentos cuando el discernimiento, el arrepentimiento, la renuncia, el asumir responsabilidad y mantenerse en ello no funcionan; de hecho, mi ministerio empezó cuando esto falló.

Creo que la sanidad y la liberación vienen como resultado directo de la *santificación*, también creo que la prevención de un padecimiento puede ser un resultado directo de la santificación. Muchas veces quienes creen en la sanidad piensan que podemos tener las bendiciones y continuar con nuestros pecados, esto le hace un gran daño al cristianismo. La verdad es que los testimonios dicen lo contrario.

Sé que muchos nunca volverán a ser los mismos después de la lectura de este libro. Confío en que el Espíritu Santo tratará con usted. Dios el

Padre le ama y quiere que su Palabra permanezca ricamente dentro de su corazón. Mi deseo es que no solo su vida, sino también que la de sus familiares, amigos y aun enemigos sean enriquecidas.

¿Qué sucede si conocemos las raíces espirituales de nuestros problemas? ¿Qué pasa si la raíz de nuestro padecimiento (biológica o psíquica) tiene, en efecto, un componente espiritual? Podemos contestar esto desde la Palabra y la ciencia médica. *¿Existe alguna garantía de que seremos sanados de una enfermedad o padecimiento?*

Aunque usted conozca las raíces del padecimiento, puede que existan bloqueos para detener a Dios y dejarlo moverse en su vida. El discernimiento es solo la apertura de la puerta del entendimiento. El discernimiento nos lleva a un lugar de observación de los principios espirituales. Debemos llegar a un punto de tal madurez donde juzguemos lo que nos sucede con base en el discernimiento. ¿Solo el discernimiento produce libertad? No necesariamente, porque existen los bloqueos.

Encuentro en la Biblia estas palabras: *si, entonces* y *pero,* también muchas Escrituras me recuerdan las condiciones para recibir las promesas de Dios. Sus promesas lo son todo, sí y amen, *pero debemos apropiarnos de ellas por medio de nuestra obediencia,* que es mejor que el sacrificio.

Llegamos a un momento donde entendemos las palabras de Cristo:

Si me amáis, guardad mis mandamientos. Juan 14:15

Por guardar los mandamientos del Señor encontramos una provisión en la Torá (los primeros cinco libros de Moisés) para cuando las bendiciones vengan (Deuteronomio 28). Las bendiciones son automáticas cuando somos obedientes a Dios.

Hoy estamos bajo la gracia y la misericordia de Cristo, *pero el hecho de que estemos bajo la gracia y la misericordia no niega nuestra responsabilidad para la obediencia al Dios viviente y a su Palabra.* Debemos obedecer sus mandamientos, pero no porque la Ley lo estipulen, sino porque amo a Dios y amo a su Hijo Jesucristo.

La comprensión de los bloqueos para recibir sanidad me ha permitido ayudar a más gente para que sean libres y también para que conozcan sus raíces espirituales.

> *El Espíritu mismo da testimonio a nuestro espíritu, de que somos hijos de Dios.* Romanos 8:16

> *Pero cuando venga el Espíritu de verdad, él os guiará a toda la verdad; porque no hablará por su propia cuenta, sino que hablará todo lo que oyere, y os hará saber las cosas que habrán de venir.*
> Juan 16:13

Para empezar a entender los bloqueos para la sanidad, recordemos Proverbios 26:2:

> *Como el gorrión en su vagar, y como la golondrina en su vuelo, así la maldición nunca vendrá sin causa.* Proverbios 26:2

Es decir, el enemigo no tiene derecho de afligir nuestra vida solo porque quiere hacerlo, deben existir puertas abiertas en la historia de vida, tanto en su árbol genealógico como en su vida personal, y donde caminemos fuera de los parámetros del conocimiento de Dios, de su provisión y su pacto.

He hecho una lista de 33 bloqueos que revelan la dimensión de separación de Dios. Estos bloqueos son muy comunes en todos los hombres, incluyendo a los cristianos. Estos bloqueos nos obstaculizan el caminar totalmente en el Espíritu y recibir las bendiciones de Dios. Los bloqueos necesitan ser rechazados por medio de un cambio de corazón, y el arrepentimiento es necesario para tratar con las raíces.

1. FALTA DE PERDÓN

El primer bloqueo para la sanidad es la falta de perdón (*no perdonar*), es el más importante; de hecho, vamos primero aquí con cada persona a la que ministramos. Si no quitamos este primer bloqueo, *no proseguimos a ninguna otra dimensión* porque estaríamos perdiendo el tiempo con las raíces de otros posibles bloqueos, incluso estaríamos perdiendo el tiempo en hablarle a Dios al respecto. Vayamos a los evangelios de Marcos y Mateo.

> *Respondiendo Jesús, les dijo: Tened fe en Dios. Porque de cierto os digo que cualquiera que dijere a este monte: Quítate y échate en el mar, y no dudare en su corazón, sino creyere que será hecho lo que dice, lo que diga le será hecho. Por tanto, os digo que todo lo que pidiereis orando, creed que lo recibiréis, y os vendrá.*
>
> Marcos 11:22-24

> *Porque si perdonáis a los hombres sus ofensas, os perdonará también a vosotros vuestro Padre celestial; mas si no perdonáis a los hombres sus ofensas, tampoco vuestro Padre os perdonará vuestras ofensas.*
>
> Mateo 6:14-15

Está claro desde las Escrituras que debemos pedir y esperar recibir el objetivo de nuestras oraciones.

> *Si confesamos nuestros pecados, él es fiel y justo para perdonar nuestros pecados, y limpiarnos de toda maldad.* 1 Juan 1:9

> *Y Jesús decía: Padre, perdónalos.* Lucas 23:34

Jesús está diciendo que nuestro perdón de Dios el Padre no es en una sola vía, que nuestro perdón desde Dios el Padre empieza en dirección vertical para hacerlo funcionar horizontalmente.

Creo que así es como Dios nos juzga: por nuestra actitud desde el corazón hacia afuera. Si usted tiene algo en su pasado y que no le es posible personalmente corregirlo con la persona en la actualidad entonces, con sinceridad, corríjalo con Dios. Usted no tiene que llevar la culpa acerca de ese asunto nunca más.

El primer bloqueo que usted debe resolver para recibir la sanidad de Dios es que obtenga paz en su corazón con cada persona que haya conocido, y que sea resuelto ante Dios. Esto no significa que debe hacer la paz con ellos personalmente si no están disponibles, significa que debe corregir el asunto con Dios en lo que respecta a ellos.

> *A quienes remitiereis los pecados, les son remitidos; y a quienes se los retuviereis, les son retenidos.* Juan 20:23

El mayor problema que tenemos en el área del perdón es que cuando alguien ha pecado contra nosotros, también pecamos igual hacia ellos.

Por tanto, lo que usted debe hacer es separar la persona de su pecado, como Dios lo separó a usted de su pecado cuando le salvó. Él mira el pecado, pero ahora le mira a usted sin él. Él es capaz de separarle de su pecado.

Usted no perdona a las personas que le han hecho daño porque lo siente, necesita perdonarlos porque es obediente a Cristo y a sus mandamientos. No lo hace desde el punto de un mero conocimiento o porque sea una ley, sino que debe hacerlo porque es justo la manera en que mostramos la imagen de Dios. Si usted es una persona amorosa que perdona toda clase de pecado, entonces es como su Papá, como su Padre en el cielo.

El no perdonar tiene que ser tratado, así que o se esmera en expulsar el pecado o es un retenedor de pecado. Esto es algo que tengo claro en mi mente: en mi vida voy a perdonar todas las maneras de pecado de todos los hombres.

2. IGNORANCIA O FALTA DE CONOCIMIENTO

El segundo bloqueo para la sanidad se encuentra en el libro del profeta Oseas:

> *Mi pueblo fue destruido, porque le faltó conocimiento. Por cuanto desechaste el conocimiento, yo te echaré del sacerdocio.* Oseas 4:6

La gente que es ignorante no sabe que lo es. El principio de toda la sabiduría comienza con el conocimiento.

El principio de la sabiduría es el temor de Jehová; los insensatos desprecian la sabiduría y la enseñanza. Proverbios 1:7

El conocimiento ata al pasado con el presente y la sabiduría ata el presente con el futuro. Dios quiere que usted conozca su pasado, su presente y su futuro. Es por esta razón que es muy importante enseñar acerca de las raíces espirituales de padecimientos y bloqueos para la sanidad. Esto le da conocimiento, entendimiento y discernimiento para que la sabiduría de Dios para su futuro pueda incluir sanidad y prevención de padecimientos. Esto es *un camino más excelente.*

3. NO TENER UNA RELACIÓN CON DIOS SEGÚN EL CONOCIMIENTO

En Marcos 7:24-30 vemos la diferencia entre la falta de conocimiento y ninguna relación con Dios según el conocimiento. Parecieran ser similares, pero son diferentes. Muchas veces llegamos a un momento en nuestra relación con Dios donde no estamos reunidos con Él según las Escrituras.

Algunas veces la gente no recibe de Dios porque no tiene una relación con Dios de acuerdo con el conocimiento:

Dice, pues, el Señor: Porque este pueblo se acerca a mí con su boca, y con sus labios me honra, pero su corazón está lejos de mí, y su temor de mí no es más que un mandamiento de hombres que les ha sido enseñado. Isaías 29:13

La manera en que lo veo, según el conocimiento, es buscar de Dios y ejercer las relaciones. La primera fase de la relación es fraternizar con nuestro Creador. El fraternizar involucra hablarle a Dios. Ir a la iglesia y leer la Biblia no garantiza fraternidad ni relación. La relación involucra ir a la iglesia y la lectura de la Biblia, pero también involucra la conversación con Dios acerca de deseos, planes y propósitos del corazón de Él, no solo del nuestro.

AcercaosaDios,yélseacercaráavosotros.Pecadores,limpiadlasmanos; y vosotros los de doble ánimo, purificad vuestros corazones.
Santiago 4:8

La siguiente cosa que viene después de fraternizar es la *adoración*, y por último la *petición*. Si pide primero y todavía no ha llegado a fraternizar ni adorar, entonces su petición es fraudulenta, no está de acuerdo con el conocimiento. ¿Me sigue? Muchas personas empiezan a hablar con Dios primero pidiendo, y después no entienden la razón de que sus oraciones no sean respondidas.

Encuentro que muchas personas vienen a este ministerio de todo los Estados Unidos queriendo mejorarse de los padecimientos psicológicos y biológicos, pero no quieren a mi Jefe (Dios). Ellos no quieren a mi Padre. No quieren al Espíritu Santo, quien los sellará y hará la obra. Ellos solo quieren el "arreglo".

En las Escrituras, después de que Jesús los sanaba, le seguían, siempre le estaba diciendo a la gente "síganme". Pablo dijo:

> *Sed imitadores de mí, así como yo de Cristo.* 1 Corintios 11:1

Yo les digo, sigan a Henry como él sigue a Cristo.

4. PECADOS PERSONALES Y FAMILIARES

El cuarto bloqueo para la sanidad se relaciona con los *pecados personales y familiares*.

> *He aquí que no se ha acortado la mano de Jehová para salvar, ni se ha agravado su oído para oír; pero vuestras iniquidades han hecho división entre vosotros y vuestro Dios, y vuestros pecados han hecho ocultar de vosotros su rostro para no oír.* Isaías 59:1-2

Nuestros pecados no solo pueden separarnos de nuestro Dios, sino que las consecuencias de los pecados de nuestros antepasados pueden transferirse a nosotros. Tenemos evidencia de esto a través del padecimiento genético heredado.

No solo tenemos padecimientos genéticamente heredados, sino que la industria psiquiátrica durante años ha determinado que ciertos factores no genéticos como la disposición, la personalidad y las idiosincrasias pueden también ser revisadas en el árbol genealógico sin que un componente genético haya sido visto o conocidos. Estas son las iniquidades.

En Nehemías, capítulos 8 y 9, Esdras el escriba/sacerdote llamó a toda la gente para que se reuniera. Por seis horas se detuvieron y escucharon la Palaba de Dios; en las siguientes seis horas adoraron y confesaron sus pecados y los pecados de sus padres ante Dios. ¿Por qué? Para que pudieran ser liberados de la maldición del pecado generacional.

> *Yo soy Jehová tu Dios, fuerte, celoso, que visito la maldad de los padres sobre los hijos hasta la tercera y cuarta generación de los que me aborrecen.* Éxodo 20:5

No solo tenemos este conocimiento en Éxodo y Deuteronomio, también de Nehemías. En la actualidad vemos la evidencia de que la maldición de los padres todavía existe, por lo que no solo tenemos que considerar los pecados personales separándonos de nuestro Dios, sino también debemos considerar los pecados heredados en el árbol genealógico.

5. NO TENER FE EN DIOS

Jesús les dijo a sus discípulos que tuvieran fe en Dios.

> *Respondiendo Jesús, les dijo: Tened fe en Dios.* Marcos 11:22

La Biblia también dice en Hebreos que sin fe es imposible agradar a Dios. Y en otro momento en el mismo libro encontramos:

> *Es, pues, la fe la certeza de lo que se espera, la convicción de lo que no se ve.* Hebreos 11:1

Y el mismo Jesús habló de la fe.

> *Respondiendo Jesús, les dijo: De cierto os digo, que si tuviereis fe, y no dudareis...* Mateo 21:21

Si existe desconfianza y duda en el corazón hacia mí o hacia nuestro ministerio, yo podría hacer solo unas pocas cosas por usted, pero al mezclar juntos nuestra fe ante Dios y confiando en Él para que nos honre, para que obre en nosotros, por fe nos asistirá.

6. LA NECESIDAD DE VER UN MILAGRO

¿Sabe usted cuánta gente no creerá hasta que hayan visto un milagro?

¿Necesitamos ver un milagro para creer que podemos recibir el milagro? El sumo sacerdote repitió lo mismo (Mateo 27:41-42): *De esta manera también los principales sacerdotes, escarneciéndole con los escribas y los fariseos y los ancianos, decían: A otros salvó, a sí mismo no se puede salvar; si es el Rey de Israel, descienda ahora de la cruz, y creeremos en él.*

¡Impresionante!, dijeron: "Creeremos en él". Dos clases de personas no creerán hasta que hayan visto alguna prueba. Jesús trató de este asunto con Tomás; Tomás dijo que no creería ¿hasta qué?, hasta que viera las cicatrices. Entonces Jesús le mostró las cicatrices de sus manos y de su costado.

> *Entonces Tomás respondió y le dijo: ¡Señor mío, y Dios mío! Jesús le dijo: Porque me has visto, Tomás, creíste; bienaventurados los que no vieron, y creyeron.* Juan 20:28-29

Miremos cómo Satanás tentó a nuestro Señor Jesús en esta área. Mateo 4:1-3 dice que Jesús fue llevado por el Espíritu hasta el desierto para ser tentado por el demonio. Cuando había ayunado cuarenta días y cuarenta noches, después de tanto tiempo Él estaba hambriento, y cuando el tentador se le acercó, le dijo: "*Si eres el Hijo de Dios,* manda que estas piedras se conviertan en pan".

Mucha gente me dice: "Si usted está ungido, entonces haga algo". *Esto es un obstáculo para la sanidad porque no deben verme a mí, sino verlo a Él, a la obra santificadora del Espíritu Santo y a la Palabra de Dios.* Todo lo que soy es ser su esclavo, su sirviente.

Si usted me está viendo y no lo mira a Él detrás de mí, o la obra santificadora de la Palabra detrás de mí, o al amor y el propósito del Padre detrás de mí, si no me vuelvo invisible para que usted lo vea a Él, entonces usted tiene un bloqueo.

7. BUSCAR SEÑALES Y PRODIGIOS

La gente anda detrás de señales y maravillas en vez de buscar la Palabra de Dios. Yo creo en señales y prodigios, pero no voy detrás de ellos. Espero que usted tampoco, pero las señales y prodigios le siguen a aquellos que creen. Existe una diferencia entre perseguir señales y prodigios, y que estos le sigan a usted.

El tema es un asunto de perspectiva. Debemos buscar a Dios y su Palabra, no las señales y maravillas como la base de nuestra fe. La enfermedad es fruto de la separación de Dios en alguna área de su vida. La clave es la fe en Dios y su Palabra con base en la relación, no en señales y manifestaciones.

Romanos 10:17 dice que la fe viene de oír y el oír por la Palabra de Dios. Algunas personas están buscando señales en vez de la Palabra de Dios.

> *Vino, pues, Jesús otra vez a Caná de Galilea, donde había convertido el agua en vino. Y había en Capernaum un oficial del rey, cuyo hijo estaba enfermo. Este, cuando oyó que Jesús había llegado de Judea a Galilea, vino a él y le rogó que descendiese y sanase a su hijo, que estaba a punto de morir. Entonces Jesús le dijo: Si no viereis señales y prodigios, no creeréis.* Juan 4:46-48

8. ESPERAR QUE DIOS SANE EN NUESTROS PROPIOS TÉRMINOS

Algunas personas esperan que Dios las sane bajo sus propios términos. Le dicen a Dios exactamente lo que Él debe hacer, cuándo lo tiene que hacer y cómo lo debe hacer; luego esperan a que Él lo haga exactamente de la manera en que fijaron los términos.

En 2 Reyes 5:8-14 se cuenta la historia de Naamán, que tenía lepra, este era un individuo real importante. Naamán era el capitán del ejército del rey de Siria. Fue un grande y honorable hombre, valioso para su rey. Pero tenía lepra. Caminó gran distancia para encontrar a este hombre de Dios quien (él había oído decir) podría curarlo o mejorarlo y volverlo a poner bien.

Ahora bien, el verdadero punto culminante de esta historia es cuando Eliseo no fue a su encuentro en absoluto, sino que envió a su sirviente. Esto elimina la idolatría, ¿no es así? Usted sabe que debe tener cuidado de tomar a sus líderes espirituales como íconos, debe tener cuidado de no hacer de aquellos que gobiernan sobre usted más de lo que realmente son. Yo no soy más que usted, soy una oveja al igual que usted, no soy más que usted. Dios no me ama más de lo que le ama a usted. No tengo más acercamiento con Dios que usted. Él no hace excepción de personas.

> *Entonces Pedro, abriendo la boca, dijo: En verdad comprendo que Dios no hace acepción de personas.* Hechos 10:34

Volviendo a la historia de Naamán en 2 Reyes 5:10-12, Eliseo envió un mensajero para decirle "ve y zambúllete en el Jordán por siete veces y... y serás limpiado". Pero Naamán se enfureció y se fue, quejándose: "¡Yo creía que el profeta saldría a recibirme personalmente!".

Bueno, Naamán se imaginó que así iba a ser. Pero ¿qué le dijo Eliseo al criado que dijera? "Ve al río y lávate siete veces". Puedo imaginarme los pensamientos de Naamán: "¿Qué?, no tienes idea de a quién le estás hablando. No sabes quién soy. ¡Quiero que *tú* vengas aquí...! ¡Eliseo, invoca a tu Dios en el cielo, que extienda su mano en el lugar y haga un milagro para que yo pueda irme a casa y regocijarme!".

Lo que algunas veces esperamos es que Dios nos sane bajo nuestros propios términos, de la manera en que nosotros pensamos que debería ser. Ahora bien, ¿cree usted que Naamán tenía un problema espiritual? ¿Puede pensar en una raíz espiritual? Sí, ¡el orgullo!

Naamán se dio la vuelta y se fue con enojo. ¿Cuál fue su siguiente problema espiritual? Amargura, resentimiento, irse sin perdonar, ira, enojo. Este es un buen lugar para empezar a recibir de Dios, ¿no es verdad? El v. 13 dice que sus criados se le acercaron y le aconsejaron: "Mi señor, si el profeta lo hubiera mandado a hacer algo complicado, ¿usted no le habría hecho caso?".

Entonces, ¿quién tenía la sabiduría del asunto? ¡Sus criados!

Él entonces descendió, y se zambulló siete veces en el Jordán, conforme a la palabra del varón de Dios; y su carne se volvió como la carne de un niño, y quedó limpio. 2 Reyes 5:14

Muy bien, este es Dios tratando con un gentil otra vez. Usted puede decir: "Bueno, pareciera que Él ama más a los gentiles no convertidos que a mí. ¡He sido un santo por cuarenta y ocho años y todavía sigo esperando por mi sanidad!". ¡Cuidado! ¡Cuidado! *Algunas veces esperamos que Dios trate con nosotros en nuestros propios términos.*

9. VER AL HOMBRE Y NO A DIOS

Encontramos esto en Jeremías 17:5. Quiero decir algo con claridad: no estoy en contra de los médicos, ni de los psiquiatras; sin embargo, esperamos que los médicos hagan algo que no están calificados a hacer: tratarnos los padecimientos espiritualmente enraizados.

Los médicos tienen su lugar, pero en el área de las enfermedades espiritualmente enraizadas no serán capaces de lograr la sanidad. Lo mejor que tienen para ofrecer en estos casos es el manejo del padecimiento. No tengo problema con que usted vaya y se chequee, estoy de acuerdo con que tenga un diagnóstico porque yo no juego con la vida de la gente. Debo encontrarme con la gente en su fe y también en sus infidelidades. Pero lo que necesitamos son médicos que comprendan que existen componentes espirituales para el padecimiento, y quienes trabajen con aquellos que también comprendan la función de la Iglesia respecto de la sanidad.

Estamos mirando al hombre —los doctores— para la sanidad *antes* de buscar a Dios, y *sin considerar* las dinámicas espirituales detrás de la maldición del padecimiento, lo cual es un bloqueo para la sanidad.

Así ha dicho Jehová: Maldito el varón que confía en el hombre, y pone carne por su brazo, y su corazón se aparta de Jehová... Bendito el varón que confía en Jehová, y cuya confianza es Jehová... Engañoso es el corazón más que todas las cosas, y perverso; ¿quién lo conocerá? Yo Jehová, que escudriño la mente, que pruebo el corazón,

para dar a cada uno según su camino, según el fruto de sus obras.
Jeremías 17:5, 7, 9-10

Lo diré de nuevo: no estoy contra los médicos, no tengo problema con que usted obtenga un diagnóstico. Debo reunirme con la gente en su fe, pero también en su pecado; es decir, no estoy seguro de hasta dónde está la gente con Dios en algún momento de su vida.

Algunas veces nuestras enfermedades serán hasta la muerte porque no estamos buscando primero al Señor como su pueblo que somos. Esta es una palabra fuerte, ¿verdad? Pero es una palabra que debo dársela porque Jeremías 17:5 dice "maldito el hombre que confía en el hombre".

Si bien esta es una palabra fuerte, lo es porque la Iglesia ha fallado en su misión a este nivel para representar a Dios. La gente no tiene a dónde ir excepto hacia el hombre. Decididamente, muchas iglesias enseñan a su gente a creer en Dios, pero no comprenden el padecimiento y lo que lo causa, porque está espiritualmente enraizado en gran parte de los casos.

10. NO SER HONESTO, NI TRANSPARENTE

Dos grandes razones para no ser honesto, ni transparente son el temor y el orgullo. Puede que usted se pregunte "¿Qué quiere decir con temor?", y la respuesta podría ser el temor al rechazo, temor del hombre, temor al fracaso, temor al abandono y temor de no ser amado. El asunto del orgullo es muy peligroso porque le hace parecer santo cuando no lo es, este es un problema real, es una existencia fraudulenta; es decir, que está viviendo una mentira. Es un alto precio a pagar porque el orgullo produce que caigamos en muchos padecimientos.

Antes del quebrantamiento es la soberbia, y antes de la caída la altivez de espíritu. Proverbios 16:18

¿Sabe usted cuántas personas se ponen nerviosas y violentas cuando empiezo a examinar sus vidas personales? ¿De qué tienen miedo? Dios ya lo sabe. Dios sabe todo. Santiago 5:16 nos dice que confesemos nuestros pecados unos con otros para que podamos ser sanados. ¿Por qué es tan importante el ser transparentes y confesar nuestros pecados a Dios y a nosotros mismos? Proverbios 28:13 nos da una pista.

> *El que encubre sus pecados no prosperará; mas el que los confiesa y se aparta alcanzará misericordia.* Proverbios 28:13

Tengo una historia para que se estremezca un poco, tiene que ver con el ser honesto y transparente a pesar del orgullo. Estaba dando un seminario en Houston, Texas, y enseñaba sobre estos temas de bloqueos. De pronto, en mi corazón, Dios me dijo: *Escucha, te llamé para que me representes aquí, no para calmar al demonio.* Entonces, Dios habló en mi corazón y dijo: *Quiero que hables bastante de yoga.* Yo respondí: *Dios, ¿en serio? No sabes lo que me estás pidiendo. La mitad de esta gente hace yoga, misticismo y meditación oriental.* Entonces Dios habló a mi corazón: *¡Haz lo que te pido!* Entonces les dije: "Dios me dice que debo tratar con el yoga", y empecé a revelar la base de la kundalini y los principios de la adivinación del misticismo de yoga oriental... la tercera parte de la audiencia se levantó y se fue.

En medio de esto, mientras hablaba acerca de yoga y explicando las falacias, una mujer se levantó de la audiencia, era una mujer pakistaní muy linda. Me interrumpió y dijo: "Asisto a la iglesia adventista, pero practico yoga y misticismo oriental con mi esposo. Soy culpable". Luego empezó a confesarse. Bueno, ¡ella también tenía otros cinco temas en su salud! (padecía de diabetes, problemas en su pie; no recuerdo todas las cosas que dijo, pero padecía de cinco cosas); pero levantó y se confesó, con lágrimas cayendo de su rostro por el pecado de adorar a Satanás por medio del yoga. Se quedó de pie, humillándose, esta linda mujer parecía tan majestuosa en su nacionalidad, su orgullo, la manera en que lucía y su estatura. Estuve escuchando su confesión abiertamente ante una gran congregación y Dios me habló y me dijo: *Porque ella se ha humillado ante mí, ante ti y ante esta congregación, la liberaré y la sanaré.*

Y Dios no solo la liberó, sino que ¡la sanó de cinco padecimientos "incurables"! Ella volvió el siguiente año al seminario en Houston y dio su testimonio. Le está yendo muy bien. Se mantiene con Dios. ¡Ella es libre! Porque se humilló y fue transparente, Dios la recibió. ¿Podría ser que Dios haya detenido un servicio solo para llegar y liberar a una persona que Él amó?

Dios detesta el orgullo, la hipocresía y el fraude. Pero estamos tan asustados y hemos estado destrozándonos entre nosotros mismos, que no podemos ya ni siquiera confiar en los demás. Esto existe en la iglesia cristiana.

11. PECADO FLAGRANTE O PECADO HABITUAL

Este bloqueo para la sanidad es *el pecado flagrante o pecado habitual*. Ahora, existe diferencia entre tentación, caer en pecado, arrepentimiento, salir del pecado, y vivir acostumbrándose a ello. *La tentación no es pecado*. Jesús fue tentado en todos los puntos al igual que nosotros, pero no pecó.

> *Porque no tenemos un sumo sacerdote que no pueda compadecerse de nuestras debilidades, sino uno que fue tentado en todo según nuestra semejanza, pero sin pecado.* Hebreos 4:15

Así es que la tentación no es pecado, pero en Gálatas 5:19-21, en el gran libro contra el legalismo y la gran declaración de gracia y misericordia, encontramos un problema real. Está justo al final este gran capítulo del libro de Gálatas que Pablo usó para derrotar el legalismo y para establecer nuestra libertad. Dice que las obras de la naturaleza pecaminosa son adulterio, fornicación, impureza, libertinaje, idolatría, brujería (la palabra *brujería*, a propósito, no es la usada en Hebreos. La palabra *hechicería* se encuentra solo una vez en el Nuevo Testamento y es la palabra griega *pharmakeia, Concordancia Strong #5331*, que significa medicina [farmacia, magia]; es tomada de la palabra con raíz griega #5332, *pharmakeus*, que significa una droga, un drogador [farmacéutico o envenenador, eso es, un mago]), odio, discordia, celos, arrebatos de ira, rivalidades, disensiones, sectarismo y envidia, borracheras, orgías, y otras parecidas, y advierte *que los que practican tales cosas no heredarán el reino de Dios* (véase Gálatas 5:19-21).

Esto es bastante enfático, ¿verdad? La única manera en que podemos sobrevivir y mantener nuestra libertad del legalismo es comprender el contexto de la gracia y misericordia de Dios. Creo que puedo citar con precisión a Pablo a la luz del estudio hecho en la palabra "hacer", que se traduce como: *aquellos que habitualmente practican esas cosas contra Dios, con un corazón endurecido como medio para vivir, no heredarán el reino de Dios.*

No es el pecado en sí, Es nuestra actitud del corazón hacia el pecado lo que Dios está viendo. Pero si usted está en flagrante pecado y su corazón está endurecido, entonces eso evita que la mano de Dios le alcance, sane y libere.

12. ROBARLE A DIOS LOS DIEZMOS Y LAS OFRENDAS

El doceavo bloqueo para la sanidad está en Malaquías 3:8-11 y trata con *robarle a Dios sus diezmos y ofrendas.*

> *¿Robará el hombre a Dios? Pues vosotros me habéis robado. Y dijisteis: ¿En qué te hemos robado? En vuestros diezmos y ofrendas. Malditos sois con maldición, porque vosotros, la nación toda, me habéis robado. Traed todos los diezmos al alfolí y haya alimento en mi casa; y probadme ahora en esto, dice Jehová de los ejércitos, si no os abriré las ventanas de los cielos, y derramaré sobre vosotros bendición hasta que sobreabunde. Reprenderé también por vosotros al devorador, y no os destruirá el fruto de la tierra, ni vuestra vid en el campo será estéril, dice Jehová de los ejércitos.* Malaquías 3:8-11

Esto dice que usted está maldito. ¿Por qué? Porque no ha traído los diezmos y las ofrendas al alfolí, por tanto, le ha robado a Dios. ¿Cómo puede ser esto? Todo lo que usted tiene le pertenece a Él. ¿Cree usted que su cheque de pago es suyo? Es de Dios; Él solo se lo está prestando.

De hecho, la Biblia dice que cuando usted trabaja para un empleador, no está trabajando para él, sino trabajando para el Señor. Lo hace para el Señor. ¿Es así cómo se le ha enseñado en su iglesia? ¡Todo lo que hacemos es para el Señor! Todo lo que tenemos es suyo, Él solo nos lo presta. Así es que, robarle a Dios no es solo en los diezmos y las ofrendas, sino también en los primeros frutos de nuestra esencia, incluyendo nuestro tiempo.

13. ALGUNOS NO SON SALVOS

Algunos no son salvos. No conocen a Jesús o al Padre; perecen porque no recibieron la verdad para que pudieran ser salvos.

> *Y con todo engaño de iniquidad para los que se pierden, por cuanto no recibieron el amor de la verdad para ser salvos.*
>
> 2 Tesalonicenses 2:10

Esta es una Escritura fuerte. Dios le enviará un mayor engaño. Si usted quiere creer en el error, Él le permitirá más para que le caiga a su vida.

> *Por esto Dios les envía un poder engañoso, para que crean la mentira.* 2 Tesalonicenses 2:11

Dios dice: "Esta es su fiesta. Haz lo que quieras hacer, eres un agente de libre voluntad, síguela". Algunas personas entran en mayor engaño y mayor separación de Dios y no pueden ser sanados, ni liberados porque no están dentro del pacto y no son salvos. Tienen celo, pero no de acuerdo con el conocimiento.

14. PECADOS DE NUESTROS PADRES

En 1 Reyes 14:1-1 hay una declaración tremenda de que Dios agarra a un niño para matarlo. Es la única Escritura que puedo encontrar donde Dios haya tomado a alguien, por medio de una enfermedad, solo para preservarlo para sí mismo. Este es un tremendo capítulo porque fue un hijo de Jeroboam, y este rey era muy malo. Dios observó desde el cielo, miró a este niño y supo que si le era permitido vivir, sus padres malos le pervertirían su corazón y, entonces, Él lo perdería para siempre, por lo que Dios le envió una enfermedad para preservarlo en la resurrección.

No podemos hacer una gran doctrina de esto, pero ciertamente que nos ayuda a entender más acerca de la gente que muere por un padecimiento. Algunas veces, solo debe permitirle a Dios que sea soberano. Dios quería a ese niño. ¡Qué tremenda declaración!

15. ALGUNAS VECES LA ENFERMEDAD ES HASTA LA MUERTE

En 2 Crónicas 21:4-20 leemos la historia de Joab. En algún momento conoció a Dios, pero se alejó de Él. Mató a sus hermanos y por causa del asesinato, se enfermó y murió. La Biblia dice que fue un pecado hasta la muerte. Existen ciertos pecados en la Biblia por los cuales la gente morirá.

En 1 Juan 5:16, también dice acerca de un pecado de muerte. ¿Qué dijo Juan? En ese caso no digo que se ore por él.

> *Si alguno viere a su hermano cometer pecado que no sea de muerte, pedirá, y Dios le dará vida; esto es para los que cometen pecado que no sea de muerte. Hay pecado de muerte, por el cual yo no digo que se pida.* 1 Juan 5:16

Personalmente no sé lo que es un pecado hasta la muerte, esta es una Escritura difícil, pero así es cómo la entiendo: si le veo a usted cometer un pecado, pero ese pecado no produce un padecimiento que le mate, entonces debo orar a Dios por usted para que Él le pueda sanar. *Pero si le veo cometer un pecado cuyo pecado produce un padecimiento hasta la muerte, yo no debo orar por usted, porque es un pecado hasta la muerte. Muchos de los padecimientos de los que he hablado en este libro son hasta morir, cada uno de ellos tiene un pecado lo precede. Por lo que, antes de orar, primero debo estar involucrado para tratar con el asunto del "pecado". Luego oro y ministro acerca de los asuntos del pecado. Muchas personas no son sanadas después de la oración porque no comprenden esto.*

Las enfermedades que provienen de la amargura y de la falta de perdón son padecimientos hasta morir. Aquí es donde nos perdemos. En vez de orar por sanidad para estos padecimientos, debemos tratar a la persona con conocimiento, así como hemos sido instruidos en 2 Timoteo 2:24-26 y en Gálatas 6:1, y luego ir a la persona en amor.

Debemos ir en amor porque queremos remover la maldición de muerte de sus vidas. Debemos decirle a esta persona "de acuerdo con la Palabra de Dios, no puedo orar por usted. Pero porque le amo, vengo y quiero instruirle de acuerdo con la su Palabra para traerle arrepentimiento, y así usted se pueda recuperar de la trampa de esta pena de muerte. Y luego que se haya arrepentido, puede ir ante Dios y pedirle a Él que le sane y Él lo hará".

Si alguien no está escuchando a Dios, ¿Por qué deberían escucharme a mí? Si yo le traigo la verdad, que es la verdad de Dios, y usted no me escucha, entonces, ¿por qué debo orar por usted? ¿Soy más que mi Maestro? No puedo hacer más por usted como maestro del evangelio de lo que usted le permite a Dios que haga en su vida. Todo lo que hago es estar junto a usted, ayudarle y asistirle en la victoria. No lo puedo hacer contra su voluntad.

Muchas veces, al tratar con ciertos padecimientos, para poder tener sanidad de Dios, debo llevar a la gente a un lugar de arrepentimiento ante Dios por su involucramiento en el ocultismo (contacto con médiums, brujas, magias y cosas de esa naturaleza). Muchas veces eso nos llevará hasta el espíritu de muerte; de hecho, bajo la Ley, meterse en ese otro lado conlleva a la pena de muerte.

En su primer mandamiento Dios dijo: *No tendrás dioses ajenos delante de mí* (Éxodo 20:3), y es mejor que obedezcamos. El involucramiento en el ocultismo es perdonable, pero puede abrir la puerta a una maldición de muchas enfermedades. Mirar al futuro o tratar de controlar aspectos del futuro por medio de cualquier médium, persona, mecanismos como reemplazo para consultar a Dios y su Palabra es idolatría, y hacen de esta "persona" un dios para su vida.

16. NUESTRO TIEMPO ASIGNADO EN LA VIDA ESTÁ CUMPLIDO

En algún momento nos vamos a ir. ¿Cuán rápido debería irse usted? En Salmos 90, Dios, por su Espíritu, a través de Moisés, estableció la longevidad del hombre en setenta años confortables y ochenta con alguna dificultad. Hoy, el promedio de longevidad del ser humano en los Estados Unidos no va a más allá de los 76.

> *Los días de nuestra edad son setenta años; y si en los más robustos son ochenta años, con todo, su fortaleza es molestia y trabajo, porque pronto pasan, y volamos.* Salmos 90:10

Salmos 90:12 dice: *Enséñanos de tal modo a contar nuestros días, que traigamos al corazón sabiduría.*

Todo menos que una longevidad de 70-80 años en este planeta es una maldición. La promesa de Dios es que debemos tener longevidad para establecer su justicia en nuestra generación y que podamos numerar nuestros días en justicia y ser parte de su plan en su reino.

> *El temor de Jehová aumentará los días; mas los años de los impíos serán acortados.* Proverbios 10:27

17. BUSCAR LOS SÍNTOMAS Y NO AL SANADOR

Otro bloqueo es *buscar los síntomas y no al Sanador.* Cuando Pedro caminó sobre el agua, mientras se mantuvo viendo al Señor, estuvo bien; cuando quitó sus ojos del Señor, cayó en la incredulidad y empezó a hundirse. Antes de que usted le tire piedras a Pedro, recuerde que por lo menos él trató, que es más de lo que el resto de nosotros haríamos jamás. Siempre miramos nuestros síntomas, pero no la sanidad.

Los síntomas de su padecimiento son el fruto del problema, no la raíz. Quite sus ojos de su dolor, quite sus ojos de la enfermedad y ponga sus ojos de nuevo en el Señor y su Palabra y manténgalos allí. ¡No mire los síntomas!

> *El ánimo del hombre soportará su enfermedad; mas ¿quién soportará al ánimo angustiado?* Proverbios 18:14

Puede que usted en este momento tenga un padecimiento y que tenga dolor, pero su espíritu humano está inmune. Permanezca en el Espíritu, permanezca con Dios y permita que su corazón sea lleno. Mientras usted esté ante Dios, pídale a Él de su misericordia respecto de las raíces y bloqueos de tal padecimiento.

La pregunta es: ¿Cómo se puede permanecer en el Espíritu?". Las Escrituras enseñan que estamos sentados con Jesucristo en los lugares celestiales, más allá de todos los dirigentes y poderes. Recuerde quién es usted y en dónde estamos en la batalla.

DEBEMOS QUITAR NUESTROS OJOS DE LOS SÍNTOMAS Y MANTENER NUESTROS OJOS EN EL SEÑOR.

18. PERMITIR QUE EL TEMOR ENTRE EN SU CORAZÓN

El temor apagará su fe, y la fe apagará sus temores. Usted puede escoger cuál regirá. La fe y el temor son iguales en esta dimensión, ambos demandan ser cumplidos y se proyectan hacia el futuro. *Es, pues, la fe la certeza de lo que se espera, la convicción de lo que [todavía] no se ve* (Hebreos 11:1). La otra cara de esta Escritura sería lo siguiente: el temor es la substancia de las cosas que no se esperan, la evidencia de las cosas que todavía no se ven.

Este es el antídoto de Dios para el espíritu de temor:

> *Pues no habéis recibido el espíritu de esclavitud para estar otra vez en temor, sino que habéis recibido el espíritu de adopción, por el cual clamamos: ¡Abba, Padre!* Romanos 8:15

19. FRACASO DE ALEJARSE EN ORACIÓN Y AYUNO

Otro bloqueo para la sanidad es el *fracaso de alejarse en oración y ayuno*. Este bloqueo tiene que ver con la falta de cercanía en la relación personal con Jesús y el Padre. Existe mucha confusión en el cuerpo de Cristo respecto a la oración y el ayuno, y las razones para ello. Creo que esta confusión existe porque hay un malentendido por el hecho de que hay más de un tipo de ayuno para el Señor y sus propósitos son diferentes.

Pero dejemos algo en claro: *no oramos ni ayunamos para recibir de Dios; oramos y ayunamos para encontrarnos con Dios.*

El ayuno de Isaías 58 se relaciona con su servicio a Dios en nombre de otros. En su servicio a Dios, Él se reunirá con usted y sanará sus padecimientos. Lo que damos a otros, Dios nos lo regresará. Este es el "ayuno" al que Él nos ha llamado. Servir a otros rompe el yugo.

El asunto de la oración y el ayuno al que los discípulos se sometieron fue porque no pudieron echar fuera el espíritu de epilepsia. Estaban tan involucrados en hacer una "ciencia" de este nuevo ministerio de sanidad en Cristo, que se olvidaron de lo que se suponía debían ser en una relación estrecha y de rodillas con el Padre y Jesús.

> *Y reprendió Jesús al demonio, el cual salió del muchacho, y este quedó sano desde aquella hora. Viniendo entonces los discípulos a Jesús, aparte, dijeron: ¿Por qué nosotros no pudimos echarlo fuera? Jesús les dijo: Por vuestra poca fe; porque de cierto os digo, que si tuviereis fe como un grano de mostaza, diréis a este monte: Pásate de aquí allá, y se pasará; y nada os será imposible. Pero este género no sale sino con oración y ayuno.* Mateo 17:18–21

Si usted no ora y ayuna a lo largo de su vida, esto será un bloqueo para la mano de Dios; orar y ayunar significa que está dispuesto únicamente ante Dios para permitir que Él le enriquezca y le regrese al lugar de fraternidad donde Él debe ser su prioridad.

Ayuno no es solo renunciar al alimento como sacrificio por tantos días. El ayuno bíblico tiene el sentido de dejar todo a un lado, incluyendo la comida, para tener un tiempo en donde estemos completamente a solas con Dios y su Palabra y fortalecer esa relación. Es apartarse con Dios para darle a Él la oportunidad de enriquecernos y llevarnos a un lugar de fraternidad donde Él sea nuestra prioridad.

20. CUIDADO INAPROPIADO DEL CUERPO

Si viene a mí y me pide que le ayude a mejorar, y el padecimiento es el resultado de que no ha cuidado el templo del Espíritu Santo, ¿usted cree que Dios responderá mi oración? Dios no responderá mi oración si usted no está haciendo una buena nutrición de su cuerpo, si no está tomando suficiente agua y teniendo suficiente descanso y sueño. Si no se cuida razonablemente, tendrá que pagar un precio alto, esta es la consecuencia de la negligencia.

Existe otra área dentro del cuidado inapropiado del cuerpo. En Filipenses 2 hay una historia sobre alguien que estaba sirviendo al Señor, pero enfermo de muerte porque no aplicó la sabiduría sobre el tiempo gastado en su servicio en el ministerio del Señor. Filipenses 2:25-30 dice: *Mas tuve por necesario enviaros a Epafrodito, mi hermano y colaborador y compañero de milicia, vuestro mensajero, y ministrador de mis necesidades; porque él tenía gran deseo de veros a todos vosotros, y gravemente se angustió porque habíais oído que había enfermado. Pues en verdad estuvo enfermo, a punto de morir; pero Dios tuvo misericordia de él, y no solamente de él, sino también de mí, para que yo no tuviese tristeza sobre tristeza.*

¿Comprende esto? Epafrodito estaba enfermo de muerte porque estaba agotado sirviendo a Pablo y al Señor.

21. NO DISCERNIR EL CUERPO DEL SEÑOR

Primera de Corintios 11:27-31 describe la situación donde Pablo habló acerca de un problema de padecimiento físico en el pueblo de Dios: había muchos débiles, muchos enfermizos y mucho ya dormían (murieron prematuramente) porque no discernieron el cuerpo del Señor. El término "dormir" se refiere a la muerte de los creyentes.

> *Por lo cual hay muchos enfermos y debilitados entre vosotros, y muchos duermen.* 1 Corintios 11:30

Es el "cuerpo del Señor" el que debemos discernir. Es por medio de Sus llagas que fuimos y somos sanados.

> *Ciertamente llevó él nuestras enfermedades, y sufrió nuestros dolores; y nosotros le tuvimos por azotado, por herido de Dios y abatido. Mas él herido fue por nuestras rebeliones, molido por nuestros pecados; el castigo de nuestra paz fue sobre él, y por su llaga fuimos nosotros curados.* Isaías 53:4-5

Si no queremos estar enfermos y morir prematuramente, entonces debemos tener fe en la sanidad dada por Cristo, al igual que en el perdón.

El pasaje de 1 Corintios 11 habla acerca de tomar la comunión en incredulidad, sin darnos cuenta del verdadero significado y sin discernir el cuerpo y la sangre del Señor para recibir los beneficios por fe. También se refiere al hombre salvo y no salvo que toma la comunión con pecado en su vida, sin confesarse para salvación y sabiendo las necesidades personales, y sin juzgarse a sí mismo como para escapar del castigo de Dios.

> *De manera que cualquiera que comiere este pan o bebiere esta copa del Señor indignamente, será culpado del cuerpo y de la sangre del Señor. Por tanto, pruébese cada uno a sí mismo, y coma así del pan, y beba de la copa. Porque el que come y bebe indignamente, sin discernir el cuerpo del Señor, juicio come y bebe para sí. Por lo cual hay muchos enfermos y debilitados entre vosotros, y muchos duermen. Si, pues, nos examinásemos a nosotros mismos, no seríamos juzgados.*
>
> 1 Corintios 11:27-31

¿Por qué no discernir el cuerpo del Señor representa un bloqueo?

Aspecto 1. La comunión es uno de los sacramentos de la Iglesia. Hay tres: el bautismo en agua, la comunión y el lavado de pies. Solo tres sacramentos se encuentran en las Escrituras como mandamientos. En la comunión, celebramos la conmemoración de Cristo en dos dimensiones: su sangre derramada (la copa) y su cuerpo quebrantado (el pan).

Cuando usted forma parte de lo que representa el perdón de Dios en la comunión y no se arrepiente ante Él, entonces es culpable de fraude y se ha maldecido a sí mismo porque hace que no tenga efecto lo que Jesús hizo en la cruz. No es el sacramento lo salva, es la *obediencia*.

Aspecto 2. Tiene que ver con "devorarnos unos a otros", esto es, "no discernir el cuerpo del Señor". Es lo podríamos llamar una "enfermedad autoinmune" en el cuerpo de la Iglesia; es el cuerpo de creyentes atacándose mutuamente en sus relaciones, de la misma manera que una enfermedad autoinmune ataca el cuerpo físico. La Iglesia es llamada el cuerpo de Cristo, por tanto, debemos aprender a discernirnos mutuamente como parte del mismo cuerpo.

Vosotros, pues, sois el cuerpo de Cristo, y miembros cada uno en particular. 1 Corintios 12:27

Sobrellevad los unos las cargas de los otros, y cumplid así la ley de Cristo. Gálatas 6:2

Este aspecto tiene que ver con la fraternidad y la relación entre unos y otros como Iglesia. Si dice que ama al Señor, pero odia a su hermano, el amor de Dios no está en usted.

Aspecto 3. El tercer aspecto del bloqueo para sanidad enseñado en 1 Corintios 11 es aún más serio. Está dirigido a las iglesias que no creen que la sanidad sigue vigente. Esta es la razón por la que en muchas iglesias denominacionales la gente está muriendo por demencia y padecimiento, porque la única cosa que necesitan es sanidad, y ya fue provista en la cruz. Pero esto es rechazado por incredulidad y posicionamiento doctrinal. La sangre derramada de Jesús, lo sabemos, no fue para sanar enfermedades sino para el perdón de pecados. Las Escrituras son claras:

Porque esto es mi sangre del nuevo pacto, que por muchos es derramada para remisión de los pecados. Mateo 26:28

Y casi todo es purificado, según la ley, con sangre; y sin derramamiento de sangre no se hace remisión. Hebreos 9:22

Cuando participamos en la comunión y tomamos la copa, reconocemos lo que Cristo hizo por nosotros, lo que nos permite ser capaces de arrepentirnos, de ser limpiados y tener perdón de todos nuestros pecados. Cuando no *creemos* que la sanidad es para hoy y *enseñamos* que no lo es, pero tomamos el pan de la comunión (que representa la libertad de la maldición), traemos una maldición a nuestras vidas. Somos maldecidos con la enfermedad, y ahora decimos que no podemos ser sanados de ella, pero celebramos el sacramento que provee esa sanidad. Hay algo teológicamente mal con este asunto.

Por estas tres razones hay muchos débiles, muchos enfermos y muchos teniendo muerte prematura, por la atadura a una maldición producto de la incredulidad.

22. TOCAR A LOS LÍDERES UNGIDOS POR DIOS

Si usted tiene un líder que está en pecado o un pastor que está en error, los ancianos deben ser capaces de fortalecerlo. Nadie es una isla en sí mismo. No toque a un ungido de Dios.

No toquéis, dijo, a mis ungidos, ni hagáis mal a mis profetas.
1 Crónicas 16:22

Y lo mismo dice en Salmos 105:15.

Tocar a un ungido de Dios conlleva más importancia de la que la mayoría de los cristianos entendemos. Los ungidos de Dios son aquellos colocados para el liderazgo en un ministerio y esto incluye a sus familias. Si usted tiene algo negativo que decir de un líder de su iglesia, debe decírmelo directamente; si usted no lo dice de frente, es maldecido si se lo dice a alguien más.

Lo que usted diga acerca de sus líderes es muy importante para su salud y bienestar. La gente no entiende la seriedad de los pecados de la lengua y del pecado de división contra los líderes de Dios y aquellos a quienes ministran.

Nunca sea parte de una división de iglesia. Usted no prosperará y cada iglesia nacida de otra separada tampoco lo hará. Se separará y seguirá separándose tal iglesia hasta la venida del Señor, porque habrá un espíritu de maldición. Si usted quiere retirarse de la iglesia, no queme puentes, ame al líder, aunque usted no esté de acuerdo con él por cualquier razón, comuníquese y permítale que lo despida en paz.

Y cuando se vaya, no haga división ni se lleve a otros con usted, porque si lo hace, será maldecido. Aléjese en paz y no queme puentes. Deje que Dios sea Dios y apártese. Mantenga la boca cerrada. No se junte con aquellos que están de acuerdo con usted contra el ungido de Dios. Si una iglesia no le está ministrando a usted y sus necesidades, entonces busque algún lugar donde esté de acuerdo, pero no murmure contra aquel líder. Él es un siervo de Dios y Dios es quien tratará con él.

23. COMER EN EXCESO

Este ministerio cree en el mantenimiento del templo. Creemos en la buena nutrición y también en la moderación (templanza). No puede uno esperar tener salud si no bebe suficiente agua y come la mezcla apropiada de alimentos.

> *¿O ignoráis que vuestro cuerpo es templo del Espíritu Santo, el cual está en vosotros, el cual tenéis de Dios, y que no sois vuestros? Porque habéis sido comprados por precio; glorificad, pues, a Dios en vuestro cuerpo y en vuestro espíritu, los cuales son de Dios.*
>
> 1 Corintios 6:19-20

Si está preocupado acerca de su peso excesivo, debe saber primero que todo esto es un problema con raíz espiritual que tiene que ver con el autodesprecio. No desayunar no es la manera de tratar con el temor de ganar peso, es el alimento matutino que fija el metabolismo para el resto del día y quema las calorías. Si usted almuerza y no ha desayunado, entonces el almuerzo se vuelve en grasa porque el metabolismo está sobrecargado cuando debería haber sido fijado con el movimiento del desayuno. Si una persona no come suficientes calorías, entonces el fuego metabólico baja y así conserva todo lo comido. El cuerpo entonces reservará grasa por la lentitud en el metabolismo.

Otra preocupación es el uso creciente de sustitutos de azúcar en los alimentos que compramos. Estos contribuyen a la depresión, espasmos musculares, dolores de cabeza y cansancio crónico. El azúcar con moderación es la mejor manera, deje los sustitutos del azúcar y verá la diferencia.

Nuestros cuerpos son casas móviles de Dios. Necesitamos mantener nuestros espíritus nutridos con la Palabra de Dios y mantener nuestras vidas libres de pecado devastador y del ocultismo. Debemos ejercer sabiduría en el cuidado de nuestros cuerpos para que disfrutemos más y mayores medidas de la salud divina.

24. PURA INCREDULIDAD

Este bloqueo para la sanidad lo encontramos en Marcos 6:4-6 y se refiere a un incrédulo en Nazaret. Esta es la historia de Jesús siendo incapaz de hacer grandes obras en su propia tierra debido a la incredulidad.

> *Mas Jesús les decía: No hay profeta sin honra sino en su propia tierra, y entre sus parientes, y en su casa. Y no pudo hacer allí ningún milagro, salvo que sanó a unos pocos enfermos, poniendo sobre ellos las manos. Y estaba asombrado de la incredulidad de ellos. Y recorría las aldeas de alrededor, enseñando.* Marcos 6:4-6

Hebreos 4 toca el tema de la incredulidad de aquellos que salieron de Egipto bajo el liderazgo de Moisés y de aquellos a quienes se nombra en esta Escritura. Pablo indicó que la incredulidad y la duda alejarán nuestro apoyo. Cuando nos encontramos sin apoyo, en vez de creer y aceptar lo que Dios ha dicho, entonces trataremos de crear el apoyo por nuestros propios esfuerzos. De hecho, el manejo de la enfermedad es una forma de este tipo de trabajo intencionado para crear un apoyo fuera de Dios.

> *Temamos, pues, no sea que permaneciendo aún la promesa de entrar en su reposo, alguno de vosotros parezca no haberlo alcanzado... Porque si Josué les hubiera dado el reposo, no hablaría después de otro día. Por tanto, queda un reposo para el pueblo de Dios. Porque el que ha entrado en su reposo, también ha reposado de sus obras, como Dios de las suyas. Procuremos, pues, entrar en aquel reposo, para que ninguno caiga en semejante ejemplo de desobediencia.*
>
> Hebreos 4:1, 8-11

25. FALLAR EN MANTENER SU VIDA LLENA DE DIOS

Jesús dijo en Juan 5:14, después que había sanado a alguien: "Sigue tu camino, no peques más, no sea que peor cosa caiga sobre ti". ¿Qué estaba diciendo? Manténgase *lleno*; no peque.

Mateo 12:43-45 dice: *Cuando el espíritu inmundo sale del hombre, anda por lugares secos, buscando reposo, y no lo halla. Entonces dice: Volveré a mi casa de donde salí; y cuando llega, la halla desocupada, barrida y adornada. Entonces va, y toma consigo otros siete espíritus peores que él, y entrados, moran allí; y el postrer estado de aquel hombre viene a ser peor que el primero. Así también acontecerá a esta mala generación.*

Cuando Dios libera, usted tiene la obligación de permanecer "lleno".

El conocimiento recibido sobre cómo liberarse le mantendrá libre. Pero si usted regresa a las mismas raíces de pecado, entonces las posibilidades de mantenerse sano no son buenas. Sin embargo, si se mantiene lleno espiritualmente, sus posibilidades de mantenerse sanado son excelentes.

Mucha gente dice: "Bueno, no mantuvieron su sanidad". ¿Alguna vez le ha preguntado a Dios el porqué de esto? Probablemente cayeron en sus viejos pecados de nuevo. Así es que mantenerse lleno es esencial, y si no lo hacemos, este es un bloqueo para cuidar nuestra sanidad y nuestro bienestar.

26. NO RESISTIR AL ENEMIGO

Isaías 38:1-5 habla sobre la historia del rey Ezequías. Recuerda, Ezequías estuvo enfermo de muerte. El profeta vino y le dijo: "Muchacho, vas a morir". ¿Qué hizo Ezequías? Él tenía un padecimiento de muerte. ¿Volvió el rostro hacia la pared y maldijo a Dios? ¿Cayó en una miserable amargura? ¿Volvió el rostro hacia la pared e hizo una marcha lastimosa? ¿Llamó al encargado de la funeraria?

¿Qué hizo? *Oró y le pidió a Dios que le extendiera la vida.* ¿Se lo concedió Dios? ¡Sí! ¡Quince años! Si usted tiene una enfermedad de muerte, hable con Dios y pídale quince años más. Tiene la Escritura para apoyarse.

No resistir al enemigo es no pedir.

El enemigo siempre está tratando de devorar a la humanidad por medio de la tentación, pero las Escrituras indican que usted puede derrotarlo y él huirá.

> *Sed sobrios, y velad; porque vuestro adversario el diablo, como león rugiente, anda alrededor buscando a quien devorar; al cual resistid firmes en la fe, sabiendo que los mismos padecimientos se van cumpliendo en vuestros hermanos en todo el mundo.* 1 Pedro 5:8-9

27. SOLO RENDIRSE

Cuando miramos los síntomas, los pronósticos, y la palabra *incurable*, y automáticamente es como estar de acuerdo con eso. Lo aceptamos como la verdad en vez de buscar sanidad contra todo lo que el reino físico pudiera indicarnos.

Hoy existen decenas de personas caminando sobre este planeta que han venido a este ministerio y pudieron haber muerto si Dios y nuestro equipo no hubiéramos estado involucrados. Los doctores se habían rendido con ellos. Pero hoy están vivos, están "llenos" de Dios y su Palabra. ¿Cuál es *un camino más excelente*, la muerte prematura o una vida larga llena de la voluntad de Dios? El Señor es más glorificado en nuestra sanidad que en la muerte prematura.

La enfermedad y un padecimiento son una maldición, y no deben ser el camino de la vida. No deberíamos estar muriendo prematuramente. No servimos para nada bueno en el cielo y Dios no nos necesita allá antes que nuestros años asignados en la tierra se hayan cumplido. Dios profetizó por medio de Moisés que Él se propone que el tiempo de vida de alguien sea de 70-80 años, por lo que algo menos que esto sería una maldición. ¿De dónde sale este término de "retiro"? Moisés tenía 80 años de edad antes de siquiera empezar su ministerio. Debemos considerar la posibilidad de que, cuando nos retiramos de nuestros trabajos donde nos ganamos la vida a la edad de 60-65 años, entonces podríamos invertir los siguientes veinte años entregados al ministerio para ayudar a que la gente se libere de sus padecimientos y predicar el evangelio, ¡las Buenas Nuevas!

> *EL SEÑOR ES MÁS GLORIFICADO EN NUESTRA SANIDAD QUE EN LA MUERTE PREMATURA.*

28. BUSCAR SANIDADES REPETIDAS EN VEZ DE SALUD DIVINA

La voluntad perfecta de Dios no es sanarle; *su voluntad perfecta es que usted no se enferme.* Deuteronomio 28 dice que si desobedecemos al Señor nuestro Dios, la maldición caerá sobre nosotros. Si obedecemos al Señor nuestro Dios, Él no pondrá ninguna de las plagas de Egipto sobre nosotros. *La voluntad perfecta de Dios es que usted no se enferme.* El libro de Éxodo nos dice lo mismo.

> *Y dijo: Si oyeres atentamente la voz de Jehová tu Dios, e hicieres lo recto delante de sus ojos, y dieres oído a sus mandamientos, y guardares todos sus estatutos, ninguna enfermedad de las que envié a los egipcios te enviaré a ti; porque yo soy Jehová tu sanador.*
>
> Éxodo 15:26

Los mismos principios que le doy a usted moverán la mano de Dios para sanarlo, y si los aplica en su vida, impedirán que las enfermedades caigan en primer lugar. ¿Qué es más fácil? ¿Hacer que estas cosas salgan para que se mejore, o hacer que estas cosas salgan para que no se enferme? La misma cantidad de esfuerzo y la misma cantidad de santificación están involucradas. Requiere la misma cantidad de fraternidad y la misma disposición para presentarse ante Dios.

> *¿POR QUÉ NO EMPEZAMOS A ESTAR BIEN CON DIOS AHORA, Y NO CUANDO "TENGAMOS QUE"?*
> *ESTE ES* UN CAMINO MÁS EXCELENTE.

Dios no está interesado en sanidades repetidas para usted; está interesado en que no se enferme.

> *Amado, yo deseo que tú seas prosperado en todas las cosas, y que tengas salud, así como prospera tu alma.* 3 Juan 1:2

Esta es la voluntad de Él para con nosotros.

¿Cree usted que la voluntad de Dios es sanarlo ahora? Sí lo es. ¿Cree usted que es la voluntad de Dios es que esté con buena salud ahora? Sí lo es. ¿Cree usted que es la voluntad de Dios que su pobre cabeza sea enderezada ahora? Sí lo es.

29. RECHAZAR LA SANIDAD COMO PARTE DEL NUEVO PACTO PARA HOY

En 1 Pedro 2:24 así como en Isaías 53:5 encontramos que por sus heridas fuimos sanados. Salmos 103:3 dice: *Él es quien perdona todas tus iniquidades, el que sana todas tus dolencias.*

Hace algún tiempo atrás estuve en una reunión en mi comunidad y había una persona que sugirió que oráramos por alguien que estaba enfermo. Lo hicimos, oramos por mejoría. Más tarde, estuvimos conversando acerca de una enfermedad específica y dije que yo creía que Dios podía sanarla. Un pastor dijo: "No creo que esto esté dentro de la expiación hoy, creo que eso murió hace 2000 años". Le dije: "Un momento, ¿no acabamos de estar en una reunión orando porque alguien se mejorara?". "Bien", respondió, "si Él quiere, pero...".

No sé por dónde ande usted en su teología (lo que sea que usted crea respecto de la sanidad hoy), pero estoy aquí para decirle que si la sanidad no es para hoy en su teología, entonces ¡la sanidad jamás sucederá!

30. TRATAR DE SORTEAR LA PENA DE LA MALDICIÓN

Esto ocurre cuando tratamos de sortear la pena de la maldición sin tomar responsabilidad por el pecado que la causó.

Por ejemplo, si usted tiene mala asimilación debido a la ansiedad, entonces tomar medicamento para bloquearla es un intento de sortear la pena de la maldición, porque la raíz es temor y ansiedad, lo que es pecado. El fruto de esto es la mala asimilación y la droga es un intento de manejarlo para tratar con ello. Siempre estamos buscando maneras de salir del padecimiento sin tratar con la raíz que causa el padecimiento.

Otro ejemplo es el cáncer, resultado de la amargura contra la madre, la suegra o la(s) hermana(s), lo que algunas veces puede provocar cáncer de mama. Usted hace todo bajo el sol para mejorarse, pero lo que debería haber hecho era regresar y hacer las paces con su madre, suegra o hermana(s). ¿Comprende lo que le digo?

Esto no significa que una persona nunca deba ir al doctor para encontrar lo que está mal. Lo que estamos diciendo es que si su enfermedad está espiritualmente enraizada, la única manera que la sanidad total llegue es tratar con la raíz espiritual por medio del arrepentimiento y la santificación. Si hace lo contrario, estará perdiendo su tiempo y dinero buscando una cosa y otra para encontrar sanidad.

A menudo, estas modalidades complican el padecimiento con efectos secundarios debido a la medicación, y con frecuencia esto lleva al ocultismo, que es un bloqueo para la sanidad. Muchas prácticas holísticas tienen raíz en el ocultismo.

Este bloqueo está diciendo que usted quiere su sanidad, pero no quiere pasar por la puerta correcta para obtenerla. No quiere ir por la ruta del arrepentimiento y santificación, prefiere poner su confianza en los doctores y las medicinas como un intento de eludir la responsabilidad ante Dios por la enfermedad, lo cual también es una maldición en su vida.

> *Como el gorrión en su vagar, y como la golondrina en su vuelo, así la maldición nunca vendrá sin causa.* Proverbios 26:2

31. MURMURAR Y PROTESTAR

En Números 12:1-15 leemos sobre la lepra de Miriam, uno de los ejemplos más claros de las consecuencias de la murmuración.

Primera de Corintios 10:10-11 también nos advierte de no murmurar como lo hicieron algunos, y fueron destruidos por las serpientes en el desierto.

Murmurar y protestar son señales de desagradecimiento y bloqueará el movimiento de Dios en su vida.

En Filipenses, Pablo dijo:

> *Haced todo sin murmuraciones y contiendas, para que seáis irreprensibles y sencillos, hijos de Dios sin mancha en medio de una generación maligna y perversa, en medio de la cual resplandecéis como luminares en el mundo.* Filipenses 2:14-15

32. ODIAR Y NO OBEDECER LA INSTRUCCIÓN

Proverbios 5:12-14 dice: *¡Cómo aborrecí el consejo, y mi corazón menospreció la reprensión; no oí la voz de los que me instruían, y a los que me enseñaban no incliné mi oído! Casi en todo mal he estado, en medio de la sociedad y de la congregación.*

Por ejemplo, esta enseñanza ha venido a instruirle en la rectitud para que pueda experimentar *un camino más excelente.*

Al concluir este bloqueo para la sanidad llamado *odiar y no obedecer la instrucción,* quiero citar de Isaías 28:8-19 y dejar la línea vertical para que la convicción de Dios encuentre lugar en su corazón. Supongo que estos versículos suman todo el problema del padecimiento en el mundo y en la iglesia de hoy.

> *Porque toda mesa está llena de vómito y suciedad, hasta no haber lugar limpio. ¿A quién se enseñará ciencia, o a quién se hará entender doctrina? ¿A los destetados?, ¿a los arrancados de los pechos? Porque mandamiento tras mandamiento, mandato sobre mandato, renglón tras renglón, línea sobre línea, un poquito allí, otro poquito allá; porque en lengua de tartamudos, y en extraña lengua hablará a este pueblo, a los cuales él dijo: Este es el reposo; dad reposo al cansado; y este es el refrigerio; mas no quisieron oír. La palabra, pues, de Jehová les será mandamiento tras mandamiento, mandato sobre mandato, renglón tras renglón, línea sobre línea, un poquito allí, otro poquito allá; hasta que vayan y caigan de espaldas, y sean quebrantados, enlazados y presos. Por tanto, varones burladores que gobernáis a este pueblo que está en Jerusalén, oíd la palabra de Jehová. Por cuanto habéis dicho: Pacto tenemos hecho con la muerte,*

e hicimos convenio con el Seol; cuando pase el turbión del azote, no llegará a nosotros, porque hemos puesto nuestro refugio en la mentira, y en la falsedad nos esconderemos; por tanto, Jehová el Señor dice así: He aquí que yo he puesto en Sion por fundamento una piedra, piedra probada, angular, preciosa, de cimiento estable; el que creyere, no se apresure. Y ajustaré el juicio a cordel, y a nivel la justicia; y granizo barrerá el refugio de la mentira, y aguas arrollarán el escondrijo. Y será anulado vuestro pacto con la muerte, y vuestro convenio con el Seol no será firme; cuando pase el turbión del azote, seréis de él pisoteados. Luego que comience a pasar, él os arrebatará; porque de mañana en mañana pasará, de día y de noche; y será ciertamente espanto el entender lo oído. Isaías 28:8-19

33. PARTICIPACIÓN PASADA Y CONTINUA CON EL OCULTISMO

La participación en las prácticas del ocultismo y elegir opciones de sanidad y prevención de enfermedades que no son de Dios, puede impedir la sanidad.

Con frecuencia, al seguir los variados intentos de ayudarnos o de sanarnos a nosotros mismos, puede que nos hayamos abierto a la intrusión del ocultismo. De hecho, muchas veces estas filosofías, mentalidades y diversas actividades son simplemente un intento de evitar la pena de la maldición (que es la enfermedad misma) sin asumir la responsabilidad por el pecado o defecto espiritual que causa la enfermedad. Pero es la voluntad de Dios que usted sea santificado en estas áreas y no manipulado en su espíritu, alma o cuerpo.

Nuestro conocimiento y sabiduría viene de la enseñanza que está basada en la Palabra de Dios, no en el estudio de la creación como el sol, la luna y las estrellas. Dios nos ha dado las horas, los días, los meses y los años para que en su tiempo (algunas veces justo a tiempo) podamos entender lo que Él ha dicho referente a nuestros pensamientos y acciones y no en lo que un adivinador, astrólogo, clarividente, falso profeta o profetisa haya dicho sobre el pasado, presente y futuro.

El ocultismo siempre proyecta un asunto de temor. Los pensamientos y los mecanismos del enemigo aparentemente resuelven el problema, cuando en verdad no hay solución real, solo pensamientos y acciones, y el tormento que conlleva. Es como un perro buscando su cola: siempre en movimiento, pero nunca llegando.

La primera línea de defensa contra el ocultismo es el conocimiento de la Palabra de Dios. La paz perfecta pertenece a aquellos cuyas mentes están fijas en el Señor. Muchas modalidades de ocultismo pueden ofrecer varias formas de espiritualidad, pero con frecuencia pierden la Palabra de Dios como fundamento.

O estamos estableciendo el reino de Dios en la tierra, o estamos estableciendo el reino de Satanás a través de los hombres.

Algunas características observables de ligaduras e influencias ocultas son:

- confusión profunda,
- odio a Dios,
- desconfianza de Dios,
- incapacidad para dormir, tormento nocturno, terror nocturno,
- hostilidad, agresión y conflicto,
- temor a la autoridad,
- temor a las relaciones,
- impaciencia,
- control de otros,
- sospecha,
- frustración,
- demencia,
- opresión,
- pensamientos tormentosos,
- ciertos tipos de dolor, especialmente relacionados con el sistema nervioso central,

- sentimiento de aislamiento,
- experiencias fuera del cuerpo,
- sentimientos de acusación contra los demás y para sí mismo,
- hacedor de división y de problemas,
- temor,
- obsesiones,
- incapacidad de escuchar la voz de Dios,
- dormirse en la iglesia,
- dormirse mientras lee la Biblia,
- rebelión,
- terquedad,
- desobediencia a la Palabra de Dios (actividades crónicas),
- pérdida de interés para asistir a la iglesia y leer la Palabra de Dios,
- y la incapacidad de desarrollar una oración hacia Dios.

En conclusión, el ocultismo siempre se ofrece como proveniente de lo divino, cuando realmente viene del reino de las tinieblas. Lo dicho en este capítulo son algunos principios de la Palabra y algunos ejemplos para retarlo a usted, saber solo de la raíz espiritual de la enfermedad solo es la mitad del proceso de sanidad, hay que trabajar sobre los bloqueos para no estorbar la bendición de la salud que solo Dios puede ministrar.

> *ES MUY IMPORTANTE CONOCER LOS BLOQUEOS PARA LA SANIDAD, COMO TAMBIÉN LO ES EL CONOCER LAS RAÍCES ESPIRITUALES DE LA ENFERMEDAD.*

10

COMENTARIOS PARA FINALIZAR

Ojalá que sus corazones se sientan desafiados por la comprensión de las raíces de las enfermedades y los bloqueos a la sanidad, para que en sus vidas puedan presentarse ante Dios según el conocimiento y no según la ignorancia. Entonces, el Espíritu Santo puede convencerlos y trabajar con ustedes para que sus vidas sean mejores, porque Dios está obrando en su medio conforme al conocimiento, y que su buena voluntad se realice en sus vidas. Amén.

Al terminar la lectura, nos reuniremos y nos presentaremos ante el Señor. Ayudaré a guiarle en oración y pediremos al Señor que haga algunas cosas en su vida.

Leamos Nehemías 8 para preparar sus corazones.

> *Y se juntó todo el pueblo como un solo hombre en la plaza que está delante de la puerta de las Aguas, y dijeron a Esdras el escriba que trajese el libro de la ley de Moisés, la cual Jehová había dado a Israel. Y el sacerdote Esdras trajo la ley delante de la congregación, así de hombres como de mujeres y de todos los que podían entender, el primer día del mes séptimo. Y leyó en el libro delante de la plaza que está delante de la puerta de las Aguas, desde el alba*

hasta el mediodía, en presencia de hombres y mujeres y de todos los que podían entender; y los oídos de todo el pueblo estaban atentos al libro de la ley. Y el escriba Esdras estaba sobre un púlpito de madera que habían hecho para ello, y junto a él estaban Matatías, Sema, Anías, Urías, Hilcías y Maasías a su mano derecha; y a su mano izquierda, Pedaías, Misael, Malquías, Hasum, Hasbadana, Zacarías y Mesulam. Abrió, pues, Esdras el libro a ojos de todo el pueblo, porque estaba más alto que todo el pueblo; y cuando lo abrió, todo el pueblo estuvo atento. Bendijo entonces Esdras a Jehová, Dios grande. Y todo el pueblo respondió: ¡Amén! ¡Amén! alzando sus manos; y se humillaron y adoraron a Jehová inclinados a tierra. Y los levitas Jesúa, Bani, Serebías, Jamín, Acub, Sabetai, Hodías, Maasías, Kelita, Azarías, Jozabed, Hanán y Pelaía, hacían entender al pueblo la ley; y el pueblo estaba atento en su lugar. Y leían en el libro de la ley de Dios claramente, y ponían el sentido, de modo que entendiesen la lectura. Y Nehemías el gobernador, y el sacerdote Esdras, escriba, y los levitas que hacían entender al pueblo, dijeron a todo el pueblo: Día santo es a Jehová nuestro Dios; no os entristezcáis, ni lloréis; porque todo el pueblo lloraba oyendo las palabras de la ley. Luego les dijo: Id, comed grosuras, y bebed vino dulce, y enviad porciones a los que no tienen nada preparado; porque día santo es a nuestro Señor; no os entristezcáis, porque el gozo de Jehová es vuestra fuerza. Los levitas, pues, hacían callar a todo el pueblo, diciendo: Callad, porque es día santo, y no os entristezcáis. Y todo el pueblo se fue a comer y a beber, y a obsequiar porciones, y a gozar de grande alegría, porque habían entendido las palabras que les habían enseñado. Al día siguiente se reunieron los cabezas de las familias de todo el pueblo, sacerdotes y levitas, a Esdras el escriba, para entender las palabras de la ley. Y hallaron escrito en la ley que Jehová había mandado por mano de Moisés, que habitasen los hijos de Israel en tabernáculos en la fiesta solemne del mes séptimo.

Nehemías 8:1-14

Continuemos ahora en Nehemías 9:2:

> *Y ya se había apartado la descendencia de Israel de todos los extranjeros; y estando en pie, confesaron sus pecados, y las iniquidades de sus padres. Y puestos de pie en su lugar, leyeron el libro de la ley de Jehová su Dios la cuarta parte del día, y la cuarta parte confesaron sus pecados y adoraron a Jehová su Dios.* Nehemías 9:2-3

Esto es lo que sucede cuando llega la liberación. Cuando nos injertamos en la Palabra de Dios, nos presentamos ante el Señor, lo adoramos, nuestros corazones son circuncidados y nos levantamos y tomamos responsabilidad, no solo por nuestros pecados, sino también por las faltas de nuestros antepasados.

¿Por qué? Porque genéticamente heredamos enfermedades que pueden ser canceladas; y los espíritus de familia de nuestras generaciones que nos gobiernan en nuestra alma, también pueden ser derrotados.

Tome ahora un tiempo (el que considere necesario) para usted solo. Si quiere arrodíllese, o simplemente quédese quieto en su silla si desea que Dios se mueva en su vida debido a lo que hemos estado estudiando. Usted ha recibido en este libro Palabra y conocimiento. Si usted quiere que Dios le sane y le libere de algo, o para que ponga algo en marcha y así las cosas cambien en su vida, si Dios está tratando con usted en su corazón, tome un poco de tiempo ahora. Venga ante el Señor. Confiese las áreas con las que está lidiando. Luego, analice si mira eso en su árbol familiar; si es así, tráigalo ante el Señor y diga: "Dios, perdona a mis padres también". Cuando haya terminado de revisar revisado su lista de cosas en su corazón, entonces estará hecho.

Después de su tiempo a solas quiero orar con usted. Voy a pedirle a Dios que lo honre y lo sane justo donde en este momento, tanto de manera colectiva como en lo individual. Esto es lo que veo en 2 Crónicas, que después de que esto fue hecho, *el SEÑOR escuchó a Ezequías y Él honró la voz de Ezequías y sanó al pueblo.*

> *Y les dijo: ¡Oídme, levitas! Santificaos ahora, y santificad la casa de Jehová el Dios de vuestros padres, y sacad del santuario la*

inmundicia. Porque nuestros padres se han rebelado, y han hecho lo malo ante los ojos de Jehová nuestro Dios; porque le dejaron, y apartaron sus rostros del tabernáculo de Jehová, y le volvieron las espaldas... Ahora, pues, yo he determinado hacer pacto con Jehová el Dios de Israel, para que aparte de nosotros el ardor de su ira... Estos reunieron a sus hermanos, y se santificaron, y entraron, conforme al mandamiento del rey y las palabras de Jehová, para limpiar la casa de Jehová... Y respondiendo Ezequías, dijo: Vosotros os habéis consagrado ahora a Jehová; acercaos, pues, y presentad sacrificios y alabanzas en la casa de Jehová. Y la multitud presentó sacrificios y alabanzas; y todos los generosos de corazón trajeron holocaustos. 2 Crónicas 29:5-6, 10, 15, 31

No soy Ezequías; soy Henry, pero le pediré al Señor que haga esto y que coincida con la integridad del corazón de usted. Le pediré que le sane en las áreas en las cuales le está pidiendo a Él que lo haga, y que ponga en marcha aquellas cosas que le traerá la convicción necesaria para que le libere de las ataduras y le traiga a un lugar de libertad.

Hagámoslo ahora. Permítame orar...

Padre, considero que este es un momento soberano; te pido que santifiques a estas personas en el nombre del Señor Jesucristo, donde sea que ellos estén.

Te pido que los encuentres en la integridad de sus corazones y, al venir ante ti, habiendo escuchado la Palabra de Dios y mezclándola con su fe, te pido que los escuches y recibas sus peticiones y perdones sus ofensas, liberándolos de la maldición de sus generaciones. Te lo pido, Padre, en el nombre de nuestro precioso Salvador, nuestro Señor Jesucristo, y como obra del Espíritu Santo, lo libero. Amén. Gracias, Padre.

Señor, escucha nuestros corazones; escucha nuestras oraciones y recíbenos. No escondas tu rostro de nosotros. Perdónanos; líbranos de los pecados de nuestros padres; perdónanos nuestros pecados y nuestras faltas así como nosotros perdonamos a los que nos ofenden. Señor, sánanos; sana nuestras familias. Sálvanos, oh Dios; salva a nuestras familias. Oramos por nuestros enemigos y aquellos que nos tratan maliciosamente. Señor, no mires las iniquidades de tu pueblo. Que tu misericordia y tu gracia nos cubran. Sánanos personalmente. Sana nuestros matrimonios; sana a nuestros hijos. Sana nuestras iglesias. Sana a nuestros líderes políticos. Sana nuestra nación. Dios, permite que tu salvación se extienda a las islas del mar, desde donde sale el sol hasta donde se pone. Que la tierra sea llena del conocimiento del Dios vivo. Dios, oramos para que este planeta sea habitado en justicia. Permite que tu Espíritu se mueva en medio de nosotros; condúcenos en cuanto al pecado; líbranos de todo mal. Sana nuestra tierra.

Padre, te doy gracias por estar en medio de nosotros. Sé el Señor de nuestros corazones. Somos tu pueblo, las ovejas de tu prado. Tu misericordia perdura para siempre. Bendito sea el Nombre del Señor. Gracias, Padre. Escucha nuestra oración, oh Dios. Envía tu Espíritu. Gracias, Padre. Te damos gracias, Señor; no nos hemos hecho a nosotros mismos, sino que tú nos has hecho. Tú eres aquel que perdona todas nuestras iniquidades y tú eres aquel que nos sana de todas nuestras enfermedades. Tú eres aquel que nos colma de beneficios cada día; sí, el Elohim de nuestra salvación. No nos dejes caer en tentación, mas líbranos del mal. Gracias, Padre. En el nombre de Jesús, Amén.

¿Hizo la paz con Dios en su tiempo privado? ¡Muy bien!

Cierro este libro con una Escritura y una oración de nuevo:

Entonces sacrificaron la pascua, a los catorce días del mes segundo; y los sacerdotes y los levitas llenos de vergüenza se santificaron, y trajeron los holocaustos a la casa de Jehová. Y tomaron su lugar en los turnos de costumbre, conforme a la ley de Moisés varón de Dios; y los sacerdotes esparcían la sangre que recibían de manos de los levitas. Porque había muchos en la congregación que no estaban santificados, y por eso los levitas sacrificaban la pascua por todos los que no se habían purificado, para santificarlos a Jehová. Porque una gran multitud del pueblo de Efraín y Manasés, y de Isacar y

> *Zabulón, no se habían purificado, y comieron la pascua no conforme a lo que está escrito. Mas Ezequías oró por ellos, diciendo: Jehová, que es bueno, sea propicio a todo aquel que ha preparado su corazón para buscar a Dios, a Jehová el Dios de sus padres, aunque no esté purificado según los ritos de purificación del santuario. Y oyó Jehová a Ezequías, y sanó al pueblo.* 2 Crónicas 30:15-20

Esta es una poderosa Escritura acerca del amor de Dios, no solo en el área de la santificación total, sino en el área de la santificación parcial. Dios les perdonó y luego les sanó. Estos pasajes realmente me impactan. Permítame orar. Pediré a Dios para que se reúna con usted donde y como sea posible para Él, y de acuerdo con quién es Él.

Pediré a Dios para que se reúna con usted en todo su ser (espíritu, alma y cuerpo), Así, muchas de las opresiones, depresiones y desafíos con los que esté lidiando comenzarán a cambiar. Así lo creo porque está en la Palabra.

> *Padre, me presento delante de ti y me santifico ante ti. Dios, me arrepiento por mis fracasos y mis pecados, y por los pecados de mis ancestros. Dios, en mi estado no purificado, te digo que te amo y por fe acepto tu provisión en mi vida y la obra del Espíritu Santo de santificación en mi vida. Dios, al representarte lo mejor que puedo, pido que como en los días de Ezequías, escuches desde el cielo y sanes.*
>
> *Padre, vengo a ti en el nombre del Señor Jesucristo y te pido que seas un Padre para las personas que están leyendo este libro. Estos son tus hijos; estas son las ovejas de tu prado; estos son aquellos que han sido llamados por tu nombre, santificados y apartados para ti para siempre. Dios, sé que estás en el trono. Sé que estás por encima de todas las cosas, que miras desde lo alto para asegurarte de que entendemos. Dios, entendemos y buscamos tu rostro, tu misericordia y tu presencia en nuestras vidas, nuestras familias y en cada área de nuestras vidas. Así que, Dios, ahora mismo oro para que mientras estas personas se presentan delante de ti, tú vengas delante de ellos*

y los encuentres a cada uno, según tu buen placer mediante la obra del Espíritu Santo.

Oro esto en el nombre del Señor Jesucristo. Amén.

BIBLIOGRAFÍA

Anderson, Dr. Neil T. y Dr. Michael Jacobson, *The Biblical Guide to Alternative Medicine* [Guía Bíblica para la Medicina Alternativa]. Ventura, CA: Regal Books, 2003.

"Danger in the Diet Pills?" [¿Peligro con las píldoras para adelgazar?], *Time*, 21 de julio de 1997.

"Deadly Rx: Why are drugs killing so many patients?" [Rx Mortífera: ¿Por qué las medicinas están matando a tantos pacientes?], *USA Today*, 24 de abril de 1998.

"Greater Expectations" [Grandes expectativas], *Newsweek*, 24 de septiembre de 1990.

"Hormonal Reaction to Stress Tied to Disease, Researchers Say" [Reacción hormonal por la tensión asociada con el padecimiento; lo que dicen los investigadores], *Dallas Morning News*, 16 de noviembre de 1996.

Jones, E. Stanley. *The Unshakeable Kingdom and the Unchanging Person* [El Reino Inquebrantable y la Persona Invariable], 1972, reimpresión 1995.

McCance, Kathryn L. y Sue E. Huether. *Pathophysiology: The Biologic Basis for Disease in Adults and Children* [Patofisiología: Los fundamentos biológicos para las enfermedades en adultos y niños], Mosby, 2ª edición, 1994.

Manual de Merck. Rahway, NJ: Merck & Co., 16ta edición, 1992.

Miller, Claudia S. y Nicholas A. Ashford. *Possible Mechanisms for Multiple Chemical Sensitivity* [Posibles mecanismos para la Sensibilidad Química Múltiple], http://www.ul.cs.cmu.edu/books/multiple_chem/mult143.htm

"Mysteries of Stress Probed" [Misterios probados en el estrés], *Houston Chronicle*, 28 de mayo de 1998.

Physician's Desk Reference [Referencia del despacho del médico], Medical Economics Company, 55ta edición, 2001.

Strong, James. *Concordancia Exhaustiva de la Biblia*. Publicaciones Hendrickson.

"The Power to Heal" [El poder para sanar], *Newsweek*, 24 de septiembre de 1990.

Tortora, Gerard J. y Nicholas P. Anagnostakos. *Principles of Anatomy & Physiology* [Principios de Anatomía y Fisiología], Harper & Row, 2ª edición, 1978.

"When Drugs Do Harm" [Cuando las medicinas hacen daño], *Newsweek*, 27 de abril de 1998.

GLOSARIO DE TÉRMINOS MÉDICOS

El siguiente no pretende ser un glosario detallado, sino un suplemento de las definiciones que ya están incluidas en *Un camino más excelente*(MR).

Adrenalina. Una hormona secretada por la glándula adrenal en respuesta para bajar los niveles de glucosa en sangre, para controlar y para reaccionar en situación de peligro; moviliza el almacenamiento del glicógeno en glucosa en el hígado.

Alvéolo. Pequeños sacos de aire ubicados al final de los bronquios dentro de los pulmones. El intercambio de gases (oxígeno y dióxido de carbono) se localizan en el alvéolo.

Amígdala. Una glándula ubicada en el lóbulo temporal medio del cerebro. Se cree que tiene fuerte conexión con las reacciones mentales y emocionales de la persona. Está ligada para responder a reacciones de temor y nervios. Las condiciones como el autismo, depresión y el T.O.C. (Trastorno Obsesivo Compulsivo) también se sospecha que estén ligadas a la amígdala.

Amenorrea. Ausencia o cesación de menstruación.

Aneurisma. Un aneurisma está ubicado ampliamente en una arteria, vena o el corazón. En el área de un aneurisma, típicamente hay un abultamiento y la pared es debilitada y puede romperse.

Catecolamina. Estas contienen epinefrina (adrenalina), norepinefrina (noradrenalina) y dopamina, que actúan como hormonas o neurotransmisores.

Córtex Adrenal. La parte expuesta de la glándula adrenal ubicada sobre cada riñón. El córtex (o corteza) adrenal produce hormonas esteroides, que regulan el metabolismo del carbohidrato y la grasa, y las hormonas mineral corticoide que regulan el balance de la sal y el agua en el cuerpo.

Cortisol. Una hormona esteroide producida por el córtex adrenal, la hormona primaria de la tensión.

Dopamina. Un importante neurotransmisor (mensajero) en el cerebro; un precursor (predecesor) de la adrenalina y la noradrenalina.

Enfermedad autoinmune. Una enfermedad que ocurre cuando los tejidos del cuerpo son atacados por el sistema inmunológico del propio cuerpo. El sistema inmune es una organización compleja dentro del cuerpo que está diseñada normalmente para "buscar y destruir" a los invasores del cuerpo, incluyendo los agentes infecciosos. Los pacientes con enfermedades autoinmunes frecuentemente tienen anticuerpos inusuales circulando en su cuerpo que ataca a sus propios tejidos corporales.

Epinefrina. La adrenalina es sinónimo de epinefrina.

Genitourinario (GU). Perteneciente a los sistemas reproductivos y urinarios.

Glándula adrenal. Un par de glándulas pequeñas, las cuales se ubican una sobre cada riñón. La glándula adrenal está hecha de una pared externa (la corteza) y una porción interna (la médula). Las glándulas adrenales producen hormonas que ayudan a controlar el ritmo del corazón, la presión sanguínea, la manera en que el cuerpo utiliza el alimento y otras funciones vitales.

Glicógeno. Considerado como la principal forma de almacenamiento de glucosa (carbohidratos) y está principalmente almacenada en el hígado y el músculo.

Gluconeogénesis. La formación de glucógeno en el hígado a partir de fuentes no carbohidratadas, como grasas y proteínas, aminoácidos y lactato.

Glucogenólisis. Este es el proceso en cual el glucógeno es dividido en glucosa para formar el ácido pirúvico o ácido láctico.

Hipocampo. Un área metida profundamente en la frente que está asociada con la regulación de las emociones y la transferencia de información de la memoria de corto plazo a la memoria de largo plazo. Ayuda a regular las emociones y la memoria.

Linfa. Es un fluido de claro a blanco que baña los tejidos y es transportado a través de una red de nodos y conductos linfáticos. Contiene algunas proteínas y grasas, algo de células rojas y muchas células blancas, especialmente linfocitos.

Macrófago. Un tipo de célula blanca que ingesta (agarra) material extraño. Los macrófagos tienen función importante en la respuesta inmune para los invasores extraños como los microorganismos infecciosos.

Médula adrenal. La médula adrenal produce adrenalina y noradrenalina.

Neurotransmisor. Una substancia como la epinefrina o acetilcolina que transmite impulsos nerviosos de un nervio sináptico a otro, músculo o glándula. Un neurotransmisor es un mensajero de información neurológica de una célula a otra.

Noradrenalina. Una hormona segregada por la médula adrenal; también sirve como un neurotransmisor. Es un precursor de la epinefrina en el cuerpo.

Pituitaria anterior. La parte frontal de la pituitaria, una glándula pequeña en la cabeza, llamada la glándula maestra. Las hormonas secretadas por la pituitaria anterior influyen en el crecimiento, desarrollo sexual, pigmentación de la piel, función de la tiroides y función adrenocortical.

Reacción Anafiláctica Tóxica. Respuesta a un alérgeno, por lo que el sistema inmunológico se vuelve sensible por un tiempo. Una persona puede experimentar enrojecimiento (calor y rojizo de piel), picazón (con frecuencia en la ingle o en las axilas) y punzadas, que son hallazgos iniciales comunes. Hinchazón de garganta y lengua resultando en aspereza, dificultad para tragar y frecuentemente seguido de dificultad para respirar. Puede desarrollar vómitos, diarrea y retorcijones.

Serotonina. Una hormona producida en la glándula pineal y encontrada en las plaquetas sanguíneas, el tracto digestivo y el cerebro. Es un neurotransmisor y un poderoso vasoconstrictor.

Sistema límbico. Es un grupo de estructuras cerebrales, en particular el hipocampo y la amígdala, que gobierna las emociones y la conducta involucradas en varias emociones como agresión, temor, placer y la formación de memoria a largo plazo. Está cercanamente asociada con el sentido del olfato. Afecta el sistema endocrino y el sistema nervioso autonómico.

Sistema linfático. Un sistema circulatorio complejo compuesto de una red de órganos, nodos linfáticos, conductos linfáticos y venas linfáticas que produce y transporta linfas desde los tejidos hasta el flujo sanguíneo. El sistema linfático es una parte importante del sistema inmune del cuerpo.

Vasoconstricción. Estrechez del diámetro de los vasos sanguíneos, especialmente como resultado de la acción vasomotora.

Vasodilatación. Ensanchamiento del diámetro de los vasos sanguíneos.

BIOGRAFÍA: HENRY W. WRIGHT

El Dr. Henry W. Wright (1944–2019) fue el pastor principal de la Iglesia Hope of the Generations en Thomaston, Georgia, y presidente y fundador de *Be in Health Global*. *Be in Health* es un ministerio que enseña sobre las raíces espirituales de las enfermedades y los bloqueos para la sanidad, y organiza el reconocido retiro *For My Life*. Wright impartió conferencias en todo el mundo y en diversas líneas denominacionales durante más de veinticinco años. Reconocido por su comprensión de las enfermedades desde una perspectiva espiritual, fue un invitado frecuente en conocidos programas de televisión y radio.

Wright fue testigo del poder sanador de Dios a una edad temprana, cuando su madre fue curada milagrosamente de cáncer terminal y un tumor fatal que rodeaba su vena yugular. Paralizada y moribunda, fue llevada a un servicio de iglesia donde clamó a Dios por sanidad para poder criar a su hijo. Ella se arrepintió de la amargura e hizo un pacto similar al de Ana, en el que prometió criar a su hijo en el conocimiento de Dios si Él la sanaba. Dios la sanó instantánea y completamente, rompiendo un patrón genético de cáncer que había estado presente en su familia durante generaciones.

Wright estaba comprometido con la creencia de que los problemas humanos son fundamentalmente espirituales, con manifestaciones físicas y psicológicas asociadas. Con su comprensión de los aspectos médicos y espirituales de las enfermedades, aportó una perspectiva fresca al proceso de ministrar a los enfermos. Aplicó estos principios con éxito para llevar la sanidad de Dios a personas con una amplia gama de enfermedades, muchas de las cuales se consideraban incurables.

Bajo el liderazgo de su esposa, la pastora Donna Wright, y los ancianos de la Iglesia Hope of the Generations, *Be in Health* continúa llevando adelante la visión y el ministerio del Dr. Wright.

LO QUE OFRECEMOS

Ahora que ha terminado de leer *Un camino más excelente,* queremos hacerle saber de otros medios que *Be in Healt* tiene para ofrecer.

FOR MY LIFE

Es un programa de una semana impartido en el recinto de *Be in Health* en Thomaston, Georgia. Este curso está diseñado para gente que busca restauración de su salud física, emocional y espiritual.

Creemos que la mayoría de los padecimientos resultan de la separación entre Dios, nosotros mismos y de los demás. Estos programas le ayudarán a identificar y tratar con los "problemas" que pueden estar impidiendo que usted goce de buena salud. El programa *For My Life* consiste en enseñanzas intensiva y sesiones de grupo del ministerio, concluyendo con un ministerio individual de cierre.

FOR THEIR LIFE

Es un programa de una semana impartido en el recinto de *Be in Health* en Thomaston, Georgia. Este curso está diseñado para empoderarle, de manera que ministre a otros y los ayude en su camino hacia la recuperación y restauración.

Creemos que usted estará muy bien equipado para identificar los temas en las vidas de los demás, y con la confianza suficiente para discipular a otros de acuerdo con los principios bíblicos. Nuestro acercamiento en las dinámicas de padecimientos será discutido durante estas sesiones. El entrenamiento concluirá con su participación en un ministerio "práctico" bajo la guía de nuestros ministros entrenados.

PROGRAMA FOR MY LIFE PARA NIÑOS

El programa *For My Life* para niños es de una semana, y es impartido varias veces durante el año en el recinto *Be in Health* en Thomaston, Georgia. Este curso está diseñado para enseñarle a niños entre 6-12 años de edad, los mismos tópicos apropiados para la edad ofrecidos en *For My Life*. Los niños participarán en oración y adoración y ministrarán y harán liberación con sus padres. Los padres deben asistir a un programa de *For My Life* simultáneamente en un área separada mientras los niños estén en este programa.

FOR OUR LIFE

Es un programa para iglesias y negocios. Está integrado por *For My Life* y *For Their Life* en una sola plataforma, donde una organización puede cuidar de sus miembros espiritualmente. Es un programa de clase mundial en donde el cuerpo de la organización aprende cómo ministrar el uno para el otro para producir salud, santidad y para remover enfermedades.

THE OVERCOMERS' COMMUNITY

Elías pensó que era el único que estaba tratando de ayudar a Dios. Pero Dios le habló y le dijo que había otros 7000 en Israel que no habían doblado sus rodillas ante Baal. No estaba solo y tú tampoco lo estás. En *The Overcomers' Community* buscamos individuos, iglesias y ministerios dedicados a establecer el reino de Dios en la tierra hoy. Deben ser aquellos que no han comprometido su fe mezclando el sistema del mundo con el cristianismo. Si quieres ayudar a otros, queremos ayudarte. Nuestros recursos están disponibles para asistirte en identificar los problemas de las enfermedades y las posibles soluciones desde nuestra perspectiva. Las características y beneficios para nuestros asociados incluyen:

- revista mensual con temas actuales, testimonios y nuevas revelaciones;
- materiales de enseñanza y capacitación, así como descuentos en los materiales;
- acceso a nuestra investigación médica a través de nuestro sitio web;
- acceso a apoyo ministerial para asistirte en ministrar a otros;
- acceso a conferencias específicas de capacitación y ministerio;
- la posibilidad de conectarse con otros, así como con ministerios e iglesias de ideas afines;
- foro de interacción global abierto en www.beinhealth.com las 24 horas del día, los 365 días del año;
- admisión exclusiva a conferencias de equipamiento; y
- acceso exclusivo a una llamada telefónica semanal de 2 horas. Regístrate como Asociado de *The Overcomers' Community* en www.beinhealth.com.

CONFERENCIAS DE BE IN HEALTH

Las conferencias en vivo están disponibles en todo el mundo. Estas varían en duración, desde uno hasta cinco días. Si tu grupo o iglesia está interesado en programar una conferencia, por favor contacta a *Be in Health* en www.beinhealth.com.

SPIRITUAL LIFELINE

Tenemos un programa global llamado *Spiritual Lifeline* que utiliza métodos globales en línea para conectarse con otros que tienen preguntas acerca de temas espirituales, psicológicos o biológicos. Este programa es una extensión de *Be in Health*.

Más información está disponible en nuestro sitio web www.beinhealth.com.

Contacte a *Be in Health:*
info@beinhealth.com

www.ingramcontent.com/pod-product-compliance
Lightning Source LLC
LaVergne TN
LVHW010606100826
845148LV00014B/2863